pesquisa qualitativa
na atenção à saúde

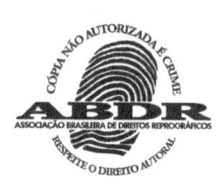

P825p   Pope, Catherine.
        Pesquisa qualitativa na atenção à saúde / Catherine Pope, Nicholas Mays ; tradução Ananyr Porto Fajardo. – 3. ed. – Porto Alegre : Artmed, 2009.
        172 p. ; 21 cm.

        ISBN 978-85-363-1344-3

        1. Pesquisa científica. 2. Pesquisa qualitativa. 3. Saúde. I. Mays, Nicholas. II. Título.

                                              CDU 001.89

Catalogação na publicação: Mônica Ballejo Canto – CRB10/1023.

CATHERINE POPE
School of Nursing and Midwifery, University of Southampton,
Southampton, UK

NICHOLAS MAYS
London School of Hygiene & Tropical Medicine
London, UK

pesquisa qualitativa na atenção à saúde

3ª Edição

Tradução:
Ananyr Porto Fajardo
Graduada em Odontologia pela Universidade Federal do Rio Grande do Sul (UFRGS).
Mestre em Odontologia pela UFRGS – área de concentração em Saúde Bucal Coletiva.
Doutoranda em Educação pela UFRGS – área de ênfase em Educação e Saúde.

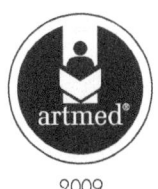

2009

Obra originalmente publicada sob o título
Qualitative Research in Health Care, 3rd Edition

ISBN 978-1-4051-3512-2

© 2006 by Blackwell Publishing Ltd
This edition is published by arrangement with Blackwell Publishing Ltd, Oxford.
Translated by Artmed Editora S.A. from the original English language version.
Responsibility of the accuracy of the translation rests solely with Artmed Editora S.A.
and is not the responsibility of Blackwell Publishing Ltd.

Capa: *Mário Röhnelt*

Preparação do original: *Sandra da Câmara de Godoy*

Leitura final: *Carla Bigliardi*

Supervisão editorial: *Letícia Bispo de Lima*

Editoração eletrônica: *Techbooks*

Reservados todos os direitos de publicação, em língua portuguesa, à
ARTMED® EDITORA S.A.
Av. Jerônimo de Ornelas, 670 - Santana
90040-340 Porto Alegre RS
Fone (51) 3027-7000 Fax (51) 3027-7070

É proibida a duplicação ou reprodução deste volume, no todo ou em parte,
sob quaisquer formas ou por quaisquer meios (eletrônico, mecânico, gravação,
fotocópia, distribuição na Web e outros), sem permissão expressa da Editora.

SÃO PAULO
Av. Angélica, 1091 - Higienópolis
01227-100 São Paulo SP
Fone (11) 3665-1100 Fax (11) 3667-1333

SAC 0800 703-3444

IMPRESSO NO BRASIL
PRINTED IN BRAZIL
Impresso sob demanda na Meta Brasil a pedido de Grupo A Educação.

Colaboradores

Nick Black, London School of Hygiene & Tropical Medicine, London, UK

Nicky Britten, Institute of Health and Social Care Research, Peninsula Medical School, Universities of Exeter and Plymouth, Exeter, UK

Sarah Collins, Department of Health Sciences and Hull/York Medical School, University of York, York, UK

Dawn Goodwin, Institute for Health Research, Lancaster University, Lancaster, UK

Justin Keen, Institute of Health Sciences and Public Health Research, University of Leeds, Leeds, UK

Jenny Kitzinger, Cardiff School of Journalism, Media and Cultural Studies, Cardiff University, Cardiff, UK

Julienne Meyer, Department of Adult Nursing, St. Bartholomew School of Nursing & Midwifery, City University, London, UK

Alicia O'Cathain, School of Health and Related Research, University of Sheffield, Sheffield, UK

Kate Thomas, School of Healthcare, University of Leeds, Leeds, UK

Sue Ziebland, Department of Primary Healthcare, University of Oxford, Oxford, UK

Prefácio

Não imaginávamos, em 1996, que, uma década mais tarde, embarcaríamos em uma 3ª edição deste livro. Quando escrevemos o artigo original [1] que o inspirou, nem profissionais nem pesquisadores em saúde estavam familiarizados com os métodos qualitativos; os anos que se seguiram, porém, acompanharam uma ampla expansão do uso desses métodos na pesquisa em atenção à saúde. O lugar da pesquisa qualitativa está agora suficientemente reconhecido no mais alto nível, a ponto de merecer a autorização, por parte do Gabinete Ministerial do Reino Unido, para a elaboração de um guia para funcionários públicos e pesquisadores sobre como apreciar a qualidade de avaliações qualitativas das políticas [2].

Tendo se iniciado como uma série de artigos no *British Medical Journal*, este livro tornou-se internacional – tendo sido traduzido para as línguas japonesa e portuguesa [3,4] –, e descobrimos que o rol de seus leitores agora inclui profissionais de saúde trabalhando em diferentes sistemas de saúde, pesquisadores com diversas áreas de formação, além de legisladores e financiadores de pesquisa do mundo todo. Este livro é agora um de vários sobre a aplicação de pesquisa qualitativa na atenção à saúde, mas acreditamos que se diferencie por proporcionar acesso ao campo para aqueles com pouco ou nenhum conhecimento prévio a respeito dos métodos qualitativos.

Para esta 3ª edição, atualizamos o conteúdo existente, incorporando novos exemplos e referências, e adicionamos novos capítulos sobre tópicos que pensamos serem cada vez mais relevantes em um texto introdutório. Além de apresentar os métodos-chave, o livro agora inclui capítulos que exploram a interface entre pesquisa qualitativa e quantitativa – em estudos com "métodos mistos" primários e na emergente arena da análise secundária e "síntese de pesquisas". Devemos agradecer a todos os autores – aos que contribuíram com as edições anteriores e àqueles envolvidos na produção deste livro – por facilitarem o processo de edição.

Como sempre ocorre, este livro foi aperfeiçoado por conselhos, comentários e experiências construtivas de colegas, leitores e revisores. Outros pesquisadores facilitaram nosso trabalho oportunizando discussões sobre metodologia e pesquisa em qualidade e por simplesmente empreenderem os tipos de pesquisa qualitativa por nós referidos neste livro. Continuamos gratos à nossa equipe editorial: Mary Banks, que vem nos apoiando desde a 1ª edição, e a nova equipe da Blackwell Publishing, especialmente Vicki Donald.

Referências

1. Pope C & Mays N. Opening the black box: an encounter in the corridors of health services research. *British Medical Journal* 1993; **306:** 315-318.
2. Spencer L, Ritchie J, Lewis J et al. *Quality in Qualitative Evaluation: A Framework for Assessing Research Evidence.* Government Chief Social Researcher's Office, Prime Minister's Strategy Unit, Cabinet Office, London, 2003. http://www.strategy.gov.uk
3. Pope C & Mays N. *Qualitative Research in Health Care.* Ikakju-Shoin Ltd, Tokyo, 2001.
4. Pope C & Mays N. *Pesquisa qualitative an atenção à saúde.* (translated by Ananyr Porto Fajardo). Artmed, Porto Alegra, *2005.*

Sumário

Capítulo 1 Métodos qualitativos na pesquisa em saúde 11
Catherine Pope, Nicholas Mays

Capítulo 2 Entrevistas qualitativas 23
Nicky Britten

Capítulo 3 Grupos focais 33
Jenny Kitzinger

Capítulo 4 Métodos observacionais 45
Catherine Pope, Nicholas Mays

Capítulo 5 Análise de conversação 57
Sarah Collins, Nicky Britten

Capítulo 6 Aspectos éticos 67
Dawn Goodwin

Capítulo 7 Analisando dados qualitativos 77
Catherine Pope, Sue Ziebland e Nicholas Mays

Capítulo 8 Qualidade na pesquisa qualitativa em saúde 97
Nicholas Mays, Catherine Pope

Capítulo 9 Combinando métodos qualitativos e quantitativos 117
Alicia O'Cathain, Kate Thomas

Capítulo 10 Estudos de caso 127
Justin Keen

Capítulo 11 Pesquisa-ação 135
Julienne Meyer

Capítulo 12 Métodos para desenvolvimento de consenso 147
Nick Black

Capítulo 13 Sintetizando a pesquisa qualitativa 157
Catherine Pope, Nicholas Mays

Índice 169

Capítulo 1

Métodos qualitativos na pesquisa em saúde

Catherine Pope, Nicholas Mays

Os métodos qualitativos têm muito a oferecer aos que estudam a atenção à saúde e os serviços de saúde. Entretanto, já que esses métodos têm sido tradicionalmente empregados nas ciências sociais, profissionais da atenção à saúde e pesquisadores com uma formação biomédica ou em ciências naturais podem não estar familiarizados com eles. Na verdade, os métodos qualitativos podem parecer "alienígenas" ao lado dos métodos quantitativos experimentais e observacionais utilizados na pesquisa clínica, biológica e epidemiológica.

Mal-entendidos a respeito da natureza dos métodos qualitativos e sua utilização têm resultado na rotulação da pesquisa qualitativa como "não científica", difícil de ser replicada ou como pouco mais do que uma historieta, impressão pessoal ou conjectura. A primeira edição deste livro e a série de artigos no *British Medical Journal,* nos quais o livro foi inicialmente baseado, deliberadamente se mostraram contra essa visão. O crescente interesse em métodos qualitativos na pesquisa em saúde e sua crescente aceitação nas arenas clínicas e biomédicas nos 10 anos desde que o livro foi publicado pela primeira vez, sugerem que tais mal-entendidos podem estar diminuindo. O propósito deste livro, portanto, foi sutilmente alterado. Seu principal objetivo continua sendo a apresentação dos principais métodos qualitativos disponíveis para o estudo da saúde e da atenção à saúde e a demonstração de como a pesquisa qualitativa pode ser empregada adequada e frutiferamente para responder a algumas das questões cada vez mais complexas confrontadas pelos pesquisadores. Além disso, o livro leva em conta a ética da pesquisa qualitativa e as formas de avaliação de sua qualidade, descrevendo a aplicação dos métodos qualitativos nos diferentes estilos de pesquisa e na emergente área da síntese de pesquisas.

A relação entre teoria e método

Alguns dos mal-entendidos anteriores sobre pesquisa qualitativa eram gerados por algumas das terminologias utilizadas, as quais não eram, e talvez ainda não sejam, familiares para pesquisadores que não possuem formação em ciências sociais. As expressões "pesquisa qualitativa" e "métodos qualitativos" freqüentemente são utilizadas de forma intercambiável, mas, estritamente falando, a expressão *métodos de pesquisa* refere-se a técnicas de pesquisa específicas utilizadas para reunir dados sobre o mundo social. A escolha do método de pesquisa é tipicamente informada por uma *estratégia de pesquisa* ou um conjunto de decisões sobre o *design* de pesquisa, além de crenças a respeito de como o mundo social pode ser estudado e de como a validade do conhecimento social estabelecido por tal pesquisa poderia ser avaliada. Para muitos cientistas sociais, a escolha de um método de pesquisa em particular também está inextricavelmente vinculada a uma *perspectiva teórica* ou a um conjunto de conceitos explanatórios, que fornece uma estrutura para pensar sobre o mundo social e informar suas pesquisas (ver Quadro 1.1).

Como resultado dessas posições teóricas diferentes, a pesquisa qualitativa não é unificada nem bem definida. Existe um debate considerável sobre o que constitui o dogma central da pesquisa qualitativa. Assim, por exemplo, Silverman [3] revisa quatro "definições" de pesquisa qualitativa antes de oferecer sua própria prescrição do que ela deveria ser. Em outro material, Hammersley [4] examinou as idéias metodológicas que subjazem à nítida tradição de pesquisa qualitativa de Chicago com sua ênfase em métodos naturalistas (ver adiante). O debate a respeito da pesquisa qualitativa é tal que Denzin e Lincoln [5] são forçados a concluir que ela é "definida fundamentalmente por uma série de tensões, contradições e hesitações essenciais". As distinções entre as diversas instâncias teóricas são freqüentemente apresentadas como precisas, mas, na prática, muitas vezes os contrastes são menos aparentes. Ademais, a conexão entre pesquisa e perspectiva teórica pode nem sempre estar clara: às vezes a re-

---

Quadro 1.1 Algumas perspectivas teóricas que informam os métodos qualitativos [1,2]

- Etnografia
- Interacionismo simbólico
- Construcionismo
- Etnometodologia
- Fenomenologia

lação é implícita ou simplesmente não é reconhecida. Assim, enquanto muitos cientistas sociais sustentam que a pesquisa deveria ser orientada teoricamente, outros sugerem que a relação entre teoria e métodos é exagerada. Brannen, por exemplo, afirma que

> a prática da pesquisa é um negócio bagunçado e desordenado que raramente está de acordo com os modelos estabelecidos nos livros-texto de metodologia. Na prática não é comum, por exemplo, que a epistemologia (ou seja, a teoria específica da natureza do conhecimento adotada pelo pesquisador) seja o único determinante do método... Não existe nenhuma correspondência necessária unívoca entre epistemologia e métodos [6: 3,15].

Ela sugere que a escolha do método e da maneira como ele é usado possuem tanta probabilidade de serem informadas pela pergunta de pesquisa ou pragmática ou considerações técnicas quanto pela instância teórica do pesquisador* (embora outros discordem). Esse pode particularmente ser o caso na pesquisa em serviços de saúde devido à sua natureza aplicada: a pesquisa aqui tende a ser atrelada aos problemas ou aspectos práticos específicos, e isso, mais do que tendências teóricas, pode determinar os métodos empregados.

Então, o que é a pesquisa qualitativa?

A pesquisa qualitativa é freqüentemente definida por referência à pesquisa quantitativa. Na realidade, os artigos nos quais a primeira edição deste livro foi baseada foram autorizados não como uma série sobre pesquisa qualitativa, mas como uma série sobre "métodos não-quantitativos". Um corolário infeliz dessa maneira de definir a pesquisa qualitativa é a inferência de que, já que não procura quantificar ou enumerar, ela não "mede". Vale a pena observar que é tanto possível quanto legítimo analisar quantitativamente certos tipos de dados qualitativos (ver Capítulo 7). Embora seja verdade que a pesquisa qualitativa geralmente lida com falas ou palavras em vez de números, isso não significa que seja destituída de mensuração ou que não possa ser usada para explicar fenômenos sociais.

A mensuração, na pesquisa qualitativa, está geralmente relacionada com *taxonomia* ou classificação. A pesquisa qualitativa responde a perguntas como "o que é X, como X varia em circunstâncias diferentes e por quê?" em vez de "qual o tamanho de X ou quantos X existem?" Está relacionada aos significa-

---

* N. de T. Todas as menções a categorias profissionais ou funcionais, exceto as explicitamente descritas como femininas no original, foram convencionalmente expressas no masculino, mesmo que se refiram a pessoas de ambos os sexos.

dos que as pessoas atribuem às suas experiências do mundo social e à maneira como as pessoas compreendem este mundo. Tenta, portanto, interpretar os fenômenos sociais (interações, comportamentos, etc.) em termos dos sentidos que as pessoas lhes atribuem; em função disso, é comumente referida como pesquisa *interpretativa*. Essa abordagem significa que, com freqüência, o pesquisador tem de questionar suposições do senso comum ou idéias tidas como garantidas. Bauman, falando sobre sociologia em geral, refere-se a isso como "desfamiliarização" [7], e isso é exatamente o que a pesquisa qualitativa tenta fazer. Em vez de simplesmente aceitar os conceitos e as explicações utilizadas na vida diária, a pesquisa qualitativa faz perguntas fundamentais e investigadoras a respeito da natureza dos fenômenos sociais. Assim, por exemplo, em vez de contar o número de suicídios, o que presume que já tenhamos concordado com a natureza do suicídio, o pesquisador bem pode começar pela pergunta "o que é o suicídio e como ele é definido nesta sociedade?" e continuar demonstrando que é socialmente construído pelas atividades de médicos-legistas, especialistas em legislação, profissionais de saúde e indivíduos em geral, de modo que as definições de suicídio variam consideravelmente conforme o país, a cultura, os grupos religiosos e a época [8].

Um segundo aspecto distinto da pesquisa qualitativa, e um de seus pontos-chave, é que ela estuda as pessoas em seus ambientes naturais em vez de ambientes artificiais ou experimentais. Kirk e Miller definem a pesquisa qualitativa como uma "tradição particular nas ciências sociais que depende fundamentalmente da observação de pessoas em seu próprio território e da interação com elas em sua própria língua, com seus próprios termos" [9: 9]. Isso é referido como *naturalismo* – daí a expressão *métodos naturalistas* ser às vezes usada para denotar a abordagem utilizada em boa parte, mas não em toda a pesquisa qualitativa.

Um outro aspecto da pesquisa qualitativa (enfatizado por alguns autores) é que ela freqüentemente emprega diversos métodos qualitativos diferentes. Observar as pessoas em seu próprio território implica, assim, o encadeamento entre observar, juntar-se a elas (*observação participante*), conversar com as pessoas (entrevistas, grupos focais e conversas informais) e ler o que elas escreveram. No contexto da atenção à saúde, uma gama de métodos qualitativos de pesquisa tem sido empregada para abordar questões importantes sobre fenômenos sociais, variando desde complexos comportamentos humanos, como a adesão dos pacientes ao tratamento [10] e a tomada de decisão por profissionais de saúde [11], até a organização da clínica hospitalar [12] ou do sistema de saúde como um todo [13,14].

A pesquisa qualitativa, assim definida, parece muito diferente da pesquisa quantitativa. Muito é feito das diferenças entre as duas. A chamada divisão qualitativa-quantitativa é comumente reforçada pelo realce de uma ruptura correspondente nas ciências sociais entre teorias sociais relacionadas com o delineamento da estrutura social e aquelas relacionadas com a compreensão da ação ou significado social [15,16]. O grosseiro alinhamento da pesquisa qualitativa com "ação" ou abordagens interpretativas e da pesquisa quantitativa com abordagens "estruturais" ou positivistas significa que pesquisadores de ambos os lados tendem a se fechar em posições adversárias, ignorando o trabalho uns dos outros. As diferenças entre pesquisa qualitativa e quantitativa são, como conseqüência, freqüentemente exageradas, e isso tem ajudado a perpetuar a incompreensão dos métodos qualitativos em campos como a pesquisa em serviços de saúde [17]. Entretanto, existe um crescente reconhecimento na sociologia de que a distinção qualitativa-quantitativa pode não ser útil nem mesmo exata [18,19]. No contexto da saúde e da pesquisa em serviços de saúde, métodos qualitativos e quantitativos estão sendo cada vez mais usados em conjunto em abordagens de métodos mistos (ver Capítulo 9 para mais informações) [20].

Os usos da pesquisa qualitativa

Abordagens quantitativas e qualitativas podem ser complementares. Uma maneira simples de se conseguir isso é usando a pesquisa qualitativa preliminarmente à pesquisa quantitativa. Esse modelo provavelmente é o mais familiar para aqueles engajados na pesquisa em saúde e em serviços de saúde. Por exemplo, a pesquisa qualitativa pode classificar fenômenos ou responder à pergunta "o que é X?", o que necessariamente precede o processo de enumeração de X. Uma vez que a atenção à saúde lida com pessoas, e as pessoas são, no geral, mais complexas do que os sujeitos das ciências naturais, existe todo um conjunto de questões sobre a interação humana e sobre como as pessoas interpretam essa interação, para as quais os profissionais de saúde podem necessitar de respostas antes de tentar quantificar comportamentos ou eventos. Na sua forma mais elementar, as técnicas de pesquisa qualitativa podem ser simplesmente usadas para descobrir as expressões ou as palavras de uso comum mais compreensíveis para serem incluídas em um questionário de pesquisa subseqüente. Um exemplo excelente disso pode ser encontrado no trabalho preliminar realizado para o levantamento nacional britânico sobre atitudes e estilos de vida sexual [21]. Nesse caso, foram utilizadas entrevistas face a face para revelar ambigüidades e mal-entendidos populares no uso de diversas expressões, tais como "sexo vaginal", "sexo oral", "sexo com penetração" e "heterossexual". Esse trabalho qualitativo teve um valor enorme por informar o desenvolvimento do questionário de pesquisa subseqüente e por assegurar a validade dos dados obtidos, já que a linguagem estava clara no questionário e pôde ser amplamente compreendida.

A pesquisa qualitativa não é útil apenas como o primeiro estágio da pesquisa quantitativa. Também tem um papel a desempenhar na "validação" desta ou na oferta de uma perspectiva diferente sobre os mesmos fenômenos sociais. Às vezes, pode forçar uma reinterpretação maior de dados quantitativos. Por exemplo, um estudo antropológico utilizando métodos qualitativos expôs as severas limitações de levantamentos anteriores: Stone e Campbell descobriram que as tradições culturais e a falta de familiaridade com questionários levaram aldeões nepaleses a fingir que desconheciam serviços de aborto e planejamento familiar e a sub-relatar seu uso de contracepção e aborto quando respondiam às pesquisas [22]. Mais freqüentemente ainda, os *insights* fornecidos pela pesquisa qualitativa ajudam a interpretar ou a compreender os dados quantitativos de maneira mais completa. O trabalho de Bloor sobre o processo de tomada de decisão cirúrgica construiu um estudo epidemiológico das amplas variações em taxas de procedimentos cirúrgicos comuns (ver Quadro 1.2) e ajudou a desvelar as razões pelas quais essas variações ocorriam [11]. Em outro material, a pesquisa de Morgan e Watkins a respeito de crenças culturais sobre a hipertensão ajudou a explicar por que as taxas de adesão à medicação prescrita variam significativamente entre pacientes brancos e afro-caribenhos [10].

Além de complementar o trabalho quantitativo, a pesquisa qualitativa também pode ser usada para desvelar, de forma realmente independente, processos sociais ou acessar áreas da vida social que não estão abertas ou receptivas à pesquisa quantitativa. Esse tipo de pesquisa qualitativa "ímpar" está sendo crescentemente usado em estudos sobre organização de serviços de saúde e políticas de saúde. Tem sido utilizado, com efeito considerável, na avaliação de reformas e mudanças organizacionais para oferta de serviços de saúde do ponto de vista de pacientes, profissionais de saúde e administradores [14,23]. Também tem sido útil para examinar como os dados sobre saúde e atenção à saúde são formatados pelos processos sociais que os produzem – de listas de espera [24] a atestados de óbito [25] e registros de AIDS [26].

Métodos utilizados na pesquisa qualitativa

A pesquisa qualitativa examina a compreensão subjetiva das pessoas a respeito de sua vida diária. Embora as diferentes disciplinas das ciências sociais utilizem métodos qualitativos de maneiras levemente distintas, de modo geral, os métodos usados na pesquisa qualitativa incluem observação direta, entrevistas, análise de textos ou documentos e análise de discurso ou comportamento gravados com o uso de fitas de áudio e vídeo. Os dados coletados por esses métodos

> **Quadro 1.2** Investigação em dois estágios da associação entre diferenças na incidência geográfica de cirurgias das tonsilas e adenóides e diferenças locais na prática clínica dos especialistas [27]
>
> I. **Estudo epidemiológico – documentando as variações**
> Análise de dados rotineiros de 12 meses sobre taxas de encaminhamento, aceitação e cirurgia para novos pacientes menores de 15 anos em duas regiões escocesas conhecidas por apresentarem taxas de cirurgia significativamente diferentes para tonsilas e adenóides em 10 anos.
> Descobriu diferenças significativas entre áreas similares nas regiões em termos de taxas de encaminhamento, aceitação e cirurgia que não foram explicadas por incidência de doença.
> Em ordem de importância, as taxas de cirurgia foram influenciadas por:
> - Diferenças entre especialistas na propensão para colocar em espera para cirurgias
> - Diferenças entre clínicos gerais na propensão para encaminhamento
> - Diferenças entre áreas na combinação sintomática de encaminhamentos
>
> II. **Estudo sociológico – explicando como e por que as variações acontecem. Observação de rotinas de avaliação realizadas em departamentos ambulatoriais por seis consultores em cada região, totalizando 493 pacientes menores de 15 anos**
> Descobriu considerável variação entre especialistas em relação às suas práticas de avaliação (procedimentos de busca e regras de decisão), as quais levaram a diferenças na disponibilidade, o que, por sua vez, criou variações locais na incidência de cirurgias.
> Os "muito operadores" tendiam a avaliar um largo espectro de sinais clínicos como importantes e a valorizar mais os achados do exame do que a história da criança; os "pouco operadores" davam menos peso ao exame ao decidir sobre a necessidade e tendiam a julgar uma gama mais estreita de aspectos clínicos como indicativo da necessidade de operar.

podem ser utilizados de modo diverso (por exemplo, tanto a semiótica como a psicoterapia utilizam material gravado em vídeo e áudio, ainda que suas abordagens analíticas sejam distintas), mas existe um foco comum sobre a fala e a ação, em vez de números. Em certo grau, esses "métodos qualitativos" são usados todos os dias por seres humanos para compreender o mundo – observamos o que está acontecendo, fazemos perguntas entre nós e tentamos compreender o mundo social em que vivemos. A diferença-chave entre isso e os métodos qualitativos empregados nas ciências sociais é que esses últimos são explícitos e sistemáticos. A pesquisa qualitativa, portanto, envolve a aplicação de métodos lógicos, planejados e meticulosos para coleta de dados e uma análise cuidadosa, ponderada e, sobretudo, rigorosa. Como diversos autores recentes têm destacado, isso significa que a pesquisa qualitativa requer considerável habilidade por parte do pesquisador [28,29]. Talvez mais do que algumas técnicas quantitativas de pesquisa, a pesquisa qualitativa precisa de pesquisadores com experiência. Um dos problemas resultantes da rápida expansão dos métodos qualitativos no campo da medicina e da saúde é que, às vezes, faltam a habilidade e a experiência necessárias.

Este livro enfoca maneiras de realizar a pesquisa qualitativa, que, em essência, estão baseadas na conversação (conversa) e/ou observação (olhar). Os pesquisadores qualitativos usam a conversação para, na forma de entrevistas, coletar dados a respeito da visão e da experiência das pessoas. As entrevistas podem ser individuais ou em grupos focais (entrevistas em grupo) (Capítulos 2 e 3). Além disso, a fala ou a conversação podem ser analisadas com muito mais detalhes se for usada uma abordagem denominada análise de conversação (Capítulo 5). A observação (Capítulo 4) é usada para coletar informações sobre comportamento e eventos, mas também pode envolver a coleta de exemplos sobre como as pessoas falam (por exemplo, suas atitudes frente a assuntos e a sua compreensão a respeito). O livro se concentra nesses métodos porque parecem ser os mais amplamente usados na saúde e nos estabelecimentos de saúde. Não nos detivemos em métodos documentais e nas formas de análise textual [30], os quais têm sido usados no campo da saúde, por exemplo, para descrever relatos da mídia sobre AIDS [31], para avaliar atitudes do público e dos profissionais sobre o uso de tranqüilizantes relatadas na imprensa popular [32] e para estudar diários mantidos por moradores rurais durante o surto de febre aftosa no Reino Unido em 2001 [33].

O livro é introdutório e busca mostrar como esses métodos podem ser empregados na pesquisa em saúde. Tenta oferecer exemplos claros desses métodos e indicar alguns dos benefícios e armadilhas comuns em seu uso. Não é um substituto para a busca de orientação junto a um pesquisador experiente e capacitado, nem é um manual exaustivo para pesquisa qualitativa. Além das referências, que orientam para um material mais detalhado e elaborado sobre cada um dos tópicos abordados, cada capítulo finaliza com uma breve indicação de leituras adicionais, que valeriam a pena serem feitas antes de se planejar um estudo ou ir a campo. O Capítulo 6 oferece uma introdução a alguns dos aspectos éticos decisivos que confrontam a pesquisa qualitativa, mas novamente sem a intenção de ser exaustivo, e sim para ilustrar alguns dos dilemas especiais encontrados ao se fazer pesquisa qualitativa. O Capítulo 7 esboça como os dados qualitativos são analisados e inclui uma descrição dos principais pacotes de *software* atualmente disponíveis para auxiliar nesse processo. O Capítulo 8 examina o aspecto da "qualidade" na pesquisa qualitativa e como pode ser avaliada e assegurada. Os Capítulos 9-12 exploram algumas das maneiras nas quais os métodos qualitativos são aplicados na pesquisa em saúde. Escolhemos exemplos (métodos mistos, estudos de caso, pesquisa-ação e desenvolvimento de consenso) nos quais os métodos qualitativos são correntemente usados na pesquisa em saúde e em serviços de saúde simplesmente para demonstrar como os métodos qualitativos podem ser usados. Não é nossa intenção afirmar que essas abordagens sejam representativas do todo da pesquisa qualitativa, mas sim indicar que os métodos qualitativos têm sido empregados de modo frutífero dessas maneiras. O capítulo final apresenta uma síntese de pesquisa e analisa formas pelas quais os métodos qualitativos estão sendo empregados para integrar evidências de pesquisa em saúde e atenção à saúde.

Leitura adicional

Green J & Thorogood N. *Qualitative Methods for Health Research*. SAGE, London, 2004.

Murphy E, Dingwall R, Greatbatch D, Parker S & Watson P. Qualitative research methods in health technology assessment: a review ot the literature. *Health Technology Assessment 1998;* **2**(16) (see section 1).

Referências

1. Marshall C & Rossman G. *Designing Qualitative Research*. SAGE, London, 1989.
2. Feldman MS. *Strategies for Interpreting Qualitative Data*. Qualitative Research Methods Series, No 33. SAGE, Thousand Oaks, CA, 1995.
3. Silverman D. *Interpreting Qualitative Data: Methods for Analysing Talk, Text and Interaction*. SAGE, London, 1993.
4. Hammersley M. *The Dilemma of Qualitative Method: Herbert Blumer and The Chicago Tradition*. Routledge, London, 1989.
5. Denzin NK & Lincoln YS, eds. *Handbook of Qualitative Research*. SAGE, London, 1994: ix.
6. Brannen J, ed. *Mixing Methods: Qualitative and Quantitative Research*. Avebury, Aldershot, 1992: 3, 15.
7. Bauman Z. *Thinking Sociologically*. Blackwell, Oxford, 1990.
8. Douglas J. *The Social Meanings of Suicide*. Princeton University Press, Princeton, NJ, 1967.
9. Kirk J &Miller M. *Reliability and Validity in Qualitative Research*. Qualitative Research Methods Series, No 1. SAGE, London, 1986: 9.

10. Morgan M & Watkins C. Managing hypertension: beliefs and responses to medication among cultural groups. *Sociology of Health and Illness* 1988; **10:**561-578.
11. Bloor M. Bishop Berkeley and the adenotonsillectomy enigma: an exploration of the social construction of medical disposals. *Sociology* 1976; **10:**43-61.
12. Strong PM. *The Ceremonial Order of the Clinic.* Routledge, London, 1979.
13. Strong PM & Robinson J. *The NHS: Under Neiv Management.* Open University Press, Milton Keynes, 1990.
14. Pollitt C, Harrison S, Hunter D *et al.* General management in the NHS: the initial impact, 1983-88. *Public Administration* 1991; **69:** 61-83.
15. Mechanic D. Medical sociology: some tensions among theory, method and substance. *Journal of Health and Social Behavior* 1989; **30:** 147-160.
16. Pearlin L. Structure and meaning in medical sociology. *Journal of Health and Social Behavior* 1992; **33:** 1-9.
17. Pope C & Mays N. Opening the black box: an encounter in the corridors of health services research. *British Medical Journal* 1990; **306:** 315-318.
18. Abell P. Methodological achievements in sociology over the past few decades with special reference to the interplay of qualitative and quantitative methods. In: Bryant C & Becker H, eds. *What Has Sociology Achieved?* Macmillan, London, 1990.
19. Hammersley M. Deconstructing the qualitative-quantitative divide. In: Brannen J, ed. *Mixing Methods: Qualitative and Quantitative Research.* Avebury, Aldershot, 1992.
20. Barbour R. The case for combining qualitative and quantitative approaches in health services research. *Journal of Health Services Research and Policy* 1999; **4:** 39-43.
21. Wellings K, Field J, Johnson A *et al. Sexual Behaviour in Britain: The National Survey of Sexual Attitudes and Lifestyles.* Penguin, Harmondsworth, 1994.
22. Stone L & Campbell JG. The use and misuse of surveys in international development: an experiment from Nepal. *Human Organisation* 1986; **43:** 27-37.
23. Packwood T, Keen J & Buxton M. *Hospitals in Transition: The Resource Management Experiment.* Open University Press, Milton Keynes, 1991.
24. Pope C. Trouble in store: some thoughts on the management of waiting lists. *Sociology of Health and Illness* 1991; **13:** 191-211.
25. Prior L & Bloor M. Why people die: social representations of death and its causes. *Science As Culture* 1993; **3:** 346-374.
26. Bloor M, Goldberg D & Emslie J. Ethnostatistics and the AIDS epidemic. *British Journal of Sociology* 1991; **42:** 131-137.
27. Bloor MJ, Venters GA & Samphier ML. Geographical variation in the incidence of operations on the tonsils and adenoids: an epidemiological and sociological investigation. *Journal of Laryngol and Otology* 1976; **92:** 791-801,883-895.
28. Malterud K. Shared understanding of the qualitative research process: guidelines for the medical researcher. *Family Practice* 1993; **10:** 201-206.
29. Dingwall R, Murphy E, Watson P *et al.* Catching goldfish: quality in qualitative research. *Journal of Health Services Research and Policy* 1998; **3:** 167-172.
30. Plummer K. *Documents of Life: An Introduction to Problems and Literature of a Humanistic Method.* Allen and Unwin, London, 1983.

31. Kitzinger J & Miller D. "African AIDS": the media an audience believes. In: Aggleton P, Davies P & Hart G, eds. *AIDS: Rights, Risk and Reason.* Falmer Press, London, 1992.
32. Gabe J, Gustaffson U & Bury M. Mediating illness: newspaper coverage of tranquilliser dependence. *Sociology of Health and Illness* 1991; **13:** 332-353.
33. Mort M, Convery I, Baxter J et al. Psychosocial effects of the 2001 UK foot and mouth disease epidemic in a rural population: qualitative diary based study. *British Medical Journal* 2005; **331:** 1234-1238.

Capítulo 2
Entrevistas qualitativas

Nicky Britten

As entrevistas constituem a técnica qualitativa mais comumente utilizada nos estabelecimentos de atenção à saúde. A atração por estudos baseados em entrevista por parte dos médicos é devido à sua aparente proximidade com a tarefa clínica. Entretanto, também existe um perigo, na medida em que muitas diferenças entre o trabalho clínico e a pesquisa qualitativa podem ser omitidas.

Tipos de entrevista qualitativa

Os médicos rotineiramente entrevistam os pacientes durante seu trabalho e podem ficar se perguntando se simplesmente conversar com as pessoas constitui uma forma legítima de pesquisa. Na sociologia e nas disciplinas relacionadas, contudo, entrevistar é uma técnica de pesquisa bem estabelecida. Existem três tipos principais de entrevista: estruturada, semi-estruturada e em profundidade (ver Quadro 2.1).

Quadro 2.1 Tipos de entrevista

- Estruturada
  Geralmente com um questionário estruturado
- Semi-estruturada
  Perguntas abertas
- Em profundidade
  Um ou dois assuntos cobertos detalhadamente
  Perguntas baseadas no que a pessoa entrevistada diz

As *entrevistas estruturadas* consistem na aplicação de questionários estruturados, e os entrevistadores são treinados para fazer perguntas (na maioria das vezes com opções fixas de resposta) de uma maneira padronizada. Por exemplo, pode ser perguntado aos entrevistados: "Sua saúde é excelente, boa, regular ou ruim?". Embora freqüentemente as entrevistas qualitativas sejam descritas como não-estruturadas a fim de compará-las com este tipo de entrevista definida, projetada para produzir dados quantitativos, o termo "não-estruturado" é enganador, já que nenhuma entrevista é completamente livre de estrutura. Se não houvesse estrutura, não haveria nenhuma garantia de que os dados coletados são adequados à questão da pesquisa.

As *entrevistas semi-estruturadas* são conduzidas com base em uma estrutura flexível, consistindo em questões abertas que definem a área a ser explorada, pelo menos inicialmente, e a partir da qual o entrevistador ou a pessoa entrevistada podem divergir a fim de prosseguir com uma idéia ou resposta em maiores detalhes. Continuando com o mesmo exemplo, pode-se inicialmente perguntar aos entrevistados uma série de questões, como: "O que você acha que é boa saúde?", "Como você considera sua própria saúde?" e assim por diante.

As *entrevistas em profundidade* são menos estruturadas e podem abranger apenas um ou dois aspectos, mas com muito maior detalhamento. Tal entrevista pode começar com o entrevistador dizendo: "Este estudo é sobre o que as pessoas pensam a respeito de sua própria saúde. Você poderia me falar sobre suas próprias experiências em termos de saúde?". Perguntas adicionais do entrevistador podem ser baseadas no que a pessoa entrevistada disse e consistem principalmente em esclarecimentos e busca de detalhes.

As entrevistas têm sido extensamente usadas em estudos tanto de pacientes como de médicos. Por exemplo, Townsend e colaboradores entrevistaram 23 homens e mulheres em torno dos 50 anos com quatro ou mais doenças em duas ocasiões diferentes [1]. As entrevistas eram semi-estruturadas, mas os entrevistados foram estimulados a falar livremente sobre suas experiências e estratégias para manejo de seus problemas. Os dados revelaram que os entrevistados expressaram ambivalência para ingerir medicamentos de diversas maneiras. As drogas tanto permitiam que as pessoas entrevistadas continuassem a funcionar em papéis sociais como agiam como um marcador de sua incapacidade para desempenhar tais papéis. Huby e colaboradores entrevistaram 26 clínicos gerais a respeito de suas experiências de bem-estar e sofrimento no trabalho e a relação entre trabalho e lar [2]. Descobriram que o estado de espírito na clínica geral dependia de diversos fatores; a dinâmica das relações entre os fatores era mais importante do que qualquer fator isolado. Os arranjos de trabalho em parceria eram um fator-chave na mediação entre as pressões externas de carga de trabalho e a experiência de trabalho individual de clínicos gerais.

As anamneses clínicas e as de pesquisa qualitativa possuem objetivos muito diferentes. Ainda que o médico deseje encarar o problema a partir da perspectiva do paciente, a tarefa clínica é encaixar aquele problema em uma categoria médica adequada a fim de escolher uma forma apropriada de manejo. As limitações da maioria das consultas são tais que qualquer questionamento aberto precisa chegar a uma conclusão pelo médico em um curto período de tempo. Em uma entrevista de pesquisa qualitativa, o objetivo é descobrir a estrutura de sentidos própria do entrevistado, sendo que a tarefa da pesquisa é evitar, o máximo possível, a imposição das estruturas e das suposições do pesquisador sobre o relato do entrevistado. O pesquisador precisa permanecer aberto à possibilidade de os conceitos e as variáveis emergentes serem muito diferentes daqueles previstos no início.

Os estudos qualitativos por entrevista abordam questões diferentes daquelas abordadas pela pesquisa quantitativa. Por exemplo, um estudo quantitativo pode mensurar as taxas de internação padronizadas por idade devido à asma para pacientes negros e asiáticos do sul em comparação com pacientes brancos. Em um estudo qualitativo, comparativamente, Griffiths e colaboradores entrevistaram adultos asiáticos do sul e brancos com asma para examinar suas experiências de internação hospitalar e fatores contribuintes, ao lidar com a asma, causas de exacerbação e a relação com os médicos [3]. Em um estudo qualitativo longitudinal de pessoas com doença crônica que fizeram acupuntura pela primeira vez, Paterson e Britten indagaram sobre as respostas dos entrevistados em três questionários padronizados sobre o estado de saúde [4]. Os questionários variavam em sua capacidade de refletir e medir alterações que eram importantes para os entrevistados. A pesquisa qualitativa também pode abrir áreas de pesquisa diferentes, como o uso da internet pelos pacientes [5] ou as maneiras pelas quais os pacientes recrutados para ensaios clínicos compreendem conceitos como "ensaio" ou "espera atenta". No estudo de Donovan e colaboradores, alguns pacientes interpretavam "espera atenta" como aquilo que os médicos iriam "observar enquanto eu morro" [6: 768].

Realizando as entrevistas

Os entrevistadores qualitativos tentam ser interativos e sensíveis à linguagem e aos conceitos usados pelo entrevistado e tentam manter a agenda flexível. Objetivam ir além da superfície do tópico que está sendo discutido, explorar o que as pessoas dizem de forma tão detalhada quanto possível e revelar novas áreas ou idéias não previstas no início da pesquisa. É vital os entrevistadores confirmarem que entenderam o significado das respostas dos entrevistados em vez de se basear em suas próprias suposições. Isso é particularmente importante no caso de existir algum potencial óbvio para mal-entendidos – por exemplo, quando um médico entrevista alguém não familiarizado com a terminologia médica. Os médicos não devem pressupor que as pessoas entrevistadas usem a terminologia médica da mesma maneira que eles o fazem.

Patton escreveu que as boas perguntas, nas entrevistas qualitativas, devem ser abertas, neutras, sensíveis e claras para o entrevistado [7]. Ele listou seis tipos de questões possíveis: aquelas baseadas no comportamento ou na experiência, na opinião ou no valor, no sentimento, no conhecimento, na experiência sensorial e aquelas sobre detalhes demográficos ou de formação (ver Quadro 2.2). Geralmente é melhor começar com questões a que o entrevistado possa responder com facilidade, e só então passar aos tópicos mais difíceis ou delicados. A maioria dos entrevistados deseja fornecer o tipo de informação que o pesquisador quer, mas precisa receber orientações claras a respeito da quantidade de detalhes requerida. Dessa maneira, é possível coletar dados mesmo em circunstâncias estressantes [8].

Quanto menos estruturada for a entrevista, menos determinadas e padronizadas serão as questões antes que a entrevista ocorra. A maioria dos entrevistadores qualitativos possui um esquema de entrevista que define as áreas a serem abordadas com base nos objetivos de seu estudo. Ao contrário das entrevistas quantitativas baseadas em questionários altamente estruturados, a ordem na qual as questões são formuladas varia, assim como as questões projetadas para sondar os sentidos do entrevistado. A fraseologia não pode ser padronizada porque o entrevistador tentará usar o vocabulário próprio da pessoa quando formular questões suplementares. Além disso, no decorrer de um estudo qualitativo, o entrevistador pode introduzir questões adicionais à medida que se familiariza com o tópico que está sendo discutido.

Todos os pesquisadores qualitativos precisam levar em consideração a maneira como são percebidos pelos entrevistados e os efeitos, na entrevista, de características pessoais como classe, raça, sexo e distância social. Essa questão

---

Quadro 2.2 Tipos de perguntas para a entrevista qualitativa

- Comportamento ou experiência
- Opinião ou crença
- Sentimentos
- Conhecimento
- Sensorial
- Formação ou demográfica

torna-se mais aguda se a pessoa entrevistada sabe que o entrevistador também é médico ou enfermeiro. Um entrevistado que já seja ou que provavelmente venha a ser um paciente pode desejar agradar o médico ou o enfermeiro ao responder da maneira que acha que estes desejariam. Assim, é melhor não entrevistar os próprios pacientes para fins de pesquisa; se isso, contudo, não puder ser evitado, os pacientes devem receber permissão para dizer o que realmente pensam e não devem ser corrigidos se disserem algo que os médicos acreditam ser errado (por exemplo, que os antibióticos são um tratamento adequado para infecções virais).

Também é provável que os entrevistadores sejam questionados pelos entrevistados no decorrer de uma entrevista. O problema disso é que, ao responder às perguntas, os pesquisadores médicos podem desfazer esforços anteriores para não impor seus próprios conceitos sobre a entrevista. Por outro lado, se tal questionamento não for respondido, a disposição do entrevistado para responder às questões subseqüentes do entrevistador pode diminuir. Uma solução é dizer que tais perguntas podem ser respondidas ao final da entrevista, embora nem sempre essa resposta seja satisfatória [9].

O pesquisador como instrumento de pesquisa

As entrevistas qualitativas requerem considerável habilidade por parte do entrevistador. Os médicos e outros clínicos experientes podem sentir que já possuem as habilidades necessárias e, realmente, muitas delas são passíveis de serem repassadas de uns para os outros. Para alcançar a transição da consulta para a entrevista de pesquisa, os pesquisadores médicos precisam monitorar sua própria técnica de entrevista, avaliando criticamente as fitas de áudio de suas entrevistas e solicitando o comentário de outras pessoas. O entrevistador de pesquisa novato precisa observar quão diretivo está sendo, se questões fundamentais estão sendo feitas, se as perguntas indiretas são captadas ou ignoradas e se as pessoas entrevistadas têm tempo suficiente para explicar o que querem dizer. Whyte delineou uma escala de diretividade com seis pontos para ajudar os pesquisadores novatos a analisar sua própria técnica de entrevista (ver Quadro 2.3) [10]. A questão não é que a falta de diretividade seja sempre melhor, mas que a quantidade de diretividade seja adequada ao estilo da pesquisa. Alguns informantes são mais loquazes do que outros, e é vital que os entrevistadores mantenham o controle sobre a entrevista. Patton forneceu três estratégias para manutenção do controle: conhecer o objetivo da entrevista, fazer as perguntas certas para obter a informação necessária e oferecer devoluções verbais e não-verbais adequadas (ver Quadro 2.4) [7].

Quadro 2.3 Escala de diretividade de Whyte para análise da técnica de entrevista [10]

1. Emitir sons encorajadores
2. Refletir sobre observações feitas pelo informante
3. Sondar a observação mais recente do informante
4. Sondar uma idéia precedente à observação mais recente do informante
5. Sondar uma idéia expressa anteriormente na entrevista
6. Introduzir um tópico novo
   (1 = menos diretiva, 6 = mais diretiva)

Quadro 2.4 Mantendo o controle sobre a entrevista [7]

- Saber o que você quer descobrir
- Fazer as perguntas certas para obter a informação de que você precisa
- Oferecer devoluções verbais e não-verbais adequadas

Holstein e Gubrium escreveram a respeito da entrevista "ativa" para enfatizar o ponto de que todas as entrevistas são empreendimentos colaborativos [11]. Argumentam que tanto o entrevistador como o entrevistado estão engajados no propósito de construir sentidos, seja isso reconhecido ou não. Criticam a visão tradicional segundo a qual um respondente passivo acessa um "receptáculo de respostas", que existe independentemente do processo de entrevista. A entrevista é um processo dinâmico no qual o respondente ativa diferentes aspectos de seu estoque de conhecimentos com a ajuda do entrevistador. Concluem que um estudo com entrevista ativa possui dois objetivos: "reunir informações a respeito *do que se trata* o projeto de pesquisa e explicar *como* o conhecimento referente àquele tópico está narrativamente construído".

Algumas armadilhas comuns para os entrevistadores identificadas por Field e Morse incluem interrupções externas, distrações simultâneas, pavor de estar em foco, questões embaraçosas, pular de um assunto para outro e a tentação de aconselhar os entrevistados (ver Quadro 2.5) [12]. Ter consciência dessas armadilhas pode ajudar o entrevistador a desenvolver maneiras de superá-las, variando desde tarefas simples, como desligar o telefone e reelaborar questões potencialmente embaraçosas, até conduzir a entrevista no ritmo próprio do entrevistado, garantindo-lhe que não há pressa alguma.

Quadro 2.5 Armadilhas comuns na entrevista [12]

- Interrupções externas (por exemplo, telefone)
- Distrações simultâneas (por exemplo, televisão)
- Medo de estar em foco por parte do entrevistador ou do entrevistado
- Fazer perguntas embaraçosas ou estranhas para a pessoa entrevistada
- Pular de um assunto para outro
- Ensinar (por exemplo, dar orientação médica ao entrevistado)
- Aconselhar (por exemplo, resumir as respostas muito cedo)
- Apresentar sua própria perspectiva, trazendo, potencialmente, um viés para a entrevista
- Entrevistas superficiais
- Receber informações secretas (por exemplo, ameaças de suicídio)
- Tradutores (por exemplo, imprecisões)

Registrando as entrevistas

Existem diversas maneiras de as entrevistas qualitativas serem registradas: anotações feitas na hora, anotações feitas posteriormente e gravação em áudio. As anotações feitas na hora podem interferir com o processo de entrevista, enquanto provavelmente faltará algum detalhe àquelas escritas posteriormente. Em algumas circunstâncias, as anotações escritas são preferíveis à gravação em áudio; a maioria das pessoas, porém, concordará em gravar sua entrevista, embora possa demorar um pouco para falarem livremente na frente de um aparelho. É muito importante utilizar um equipamento de boa qualidade, que tenha sido previamente testado e com o qual o entrevistador esteja familiarizado. O equipamento digital fornece arquivos digitais que podem ser posteriormente enviados por correio eletrônico para co-pesquisadores ou transcritores. A transcrição é um processo imensamente demorado, já que cada hora de uma entrevista frente a frente pode levar de seis a sete horas para ser transcrita, dependendo da qualidade do registro (e, como é explicado no Capítulo 3, esse tempo de transcrição aumenta consideravelmente para entrevistas em grupo). O custo de qualquer estudo baseado em entrevista deve incluir o tempo apropriado para transcrição.

Identificando os entrevistados

As estratégias de amostragem devem ser sempre determinadas pelo propósito do projeto da pesquisa. A representatividade estatística não é normalmente buscada na pesquisa qualitativa (ver Capítulo 8 para mais informações sobre amostragem). De forma similar, o tamanho das amostras não é determinado por regras difíceis e inflexíveis, mas por outros fatores, como a profundidade e a duração requeridas para cada entrevista e a possibilidade de ela ser realizada por um único entrevistador. Freqüentemente grandes estudos qualitativos não entrevistam mais do que 50 ou 60 pessoas, embora existam exceções [13]. Sociólogos que realizam pesquisa em estabelecimentos médicos com freqüência têm de negociar o acesso com muito cuidado, embora seja improvável que isso constitua um problema para os médicos que realizam pesquisa em seu próprio local de trabalho. Apesar disso, o pesquisador ainda precisa abordar o entrevistado em potencial e explicar o objetivo da pesquisa, além de, se for adequado, enfatizar que uma recusa não afetará um futuro tratamento. Uma carta de apresentação também explica o que está envolvido e a provável duração da entrevista, devendo assegurar a confidencialidade. As entrevistas sempre devem ser realizadas conforme a conveniência do entrevistado, que, para as pessoas que trabalham durante o dia, freqüentemente será à noite. O ambiente de uma entrevista afeta o conteúdo, sendo geralmente preferível entrevistar as pessoas em suas próprias casas.

Conclusão

A entrevista qualitativa é uma ferramenta flexível e poderosa que pode revelar muitas áreas novas para pesquisa. Vale a pena relembrar que as respostas às perguntas da entrevista sobre comportamento não necessariamente corresponderão aos estudos observacionais: o que as pessoas dizem que fazem nem sempre é o mesmo que é possível observá-las fazendo. Dito isso, as entrevistas qualitativas podem ser utilizadas para permitir que os médicos investiguem questões de pesquisa de relevância imediata para o seu trabalho diário, o que seria difícil investigar de outra maneira. Poucos pesquisadores considerariam envolver-se em uma nova técnica de pesquisa sem nenhuma forma de treinamento, e o treinamento em habilidades para realizar entrevistas de pesquisa está disponível em universidades e organizações de pesquisa especializada.

Leitura adicional

Green J & Thorogood N. *Qualitative Methods for Health Research*. SAGE, London, 2004.
Kvale S. *InterViews: An Introduction to Qualitative Research Interviewing*. SAGE, London, 1996.

Referências

1. Townsend A, Hunt K & Wyke S. Managing multiple morbidily in midlife: a qualitative study of attitudes to drug use. *British Medical Journal* 2003; **327:**837-841.
2. Huby G, Gerry M, McKinstry B *et al.* Morale among general practitioners: qualitative study exploring relations between partnership arrangements, personal style, and workload. *British Medical Journal* 2002; **325:** 140-144.
3. Griffiths C, Kaur G, Gantley M *et al.* Influences on hospital admission for asthma in south Asian and white adults: qualitative interview study. *British Medical Journal* 2001; **323:** 962-969.
4. Paterson C & Britten N. Acupuncture for people with chronic illness: combining qualitative and quantitative outcome assessment. *The Journal of Alternative and Complementary Medicine* 2003; **9:** 671-681.
5. Ziebland S, Chapple A, Dumelow C *et al.* How the internet affects patients' experience of cancer: a qualitative study. *British Medical Journal* 2004; **328:**564-569.
6. Donovan J, Mills N, Smith M *et al.* for the Protect Study Group. Improving design and conduct of randomised trials by embedding them in qualitative research: ProtecT (prostrate testing for cancer and treatment) study. *British Medical Journal* 2002; **325:** 766-770.
7. Patton MQ. *How to Use Qualitative Methods in Evaluation.* SAGE, London, 1987:108-143.
8. Cannon S. Social research in stressful settings: difficulties for the sociologist studying the treatment of breast cancer. *Sociology of Health and Illness* 1989; **11:** 62-77.
9. Oakley A. Interviewing women: a contradiction in terms. In: Roberts H, ed. *Doing Feminist Research.* Routledge and Kegan Paul, London, 1981: 30-61.
10. Whyte WE. Interviewing in field research. In: Burgess RG, ed. *Field Research: A Sourcebook and Field Manual.* George Allen and Unwin, London,1982:111-122.
11. Holstein JA & Gubrium JF. *The Active Interview.* SAGE, London, 1995: 56.
12. Field PA & Morse JM. *Nursing Research: The Application of Qualitative Approaches.* Chapman & Hall, London, 1989.
13. Holland J, Ramazanoglu C, Scott S *et al.* Sex, gender and power: young women's sexuality in the shadow of AIDS. *Sociology of Health and Illness* 1990; **12:**36-50.

Capítulo 3
Grupos focais

Jenny Kitzinger

O que são grupos focais?

Os grupos focais constituem um tipo de entrevista em grupo que valoriza a comunicação entre os participantes da pesquisa a fim de gerar dados. Embora as entrevistas em grupo com freqüência sejam empregadas apenas como uma maneira rápida e conveniente de coletar dados de diversas pessoas simultaneamente, os grupos focais verdadeiros são explicitamente projetados para valorizar a interação grupal para fornecer tipos distintos de dados. Isso significa que, em vez de o pesquisador pedir a cada pessoa para responder a uma pergunta por vez, as pessoas são estimuladas a falar umas com as outras, a perguntar, a trocar histórias e a comentar sobre as experiências e os pontos de vista umas das outras (ver Quadro 3.1) [1].

Os grupos focais foram originalmente empregados em estudos de comunicação para explorar os efeitos dos filmes e dos programas de televisão [2]. Não surpreendentemente, dada sua história, os grupos focais constituem um método popular para avaliar mensagens de educação em saúde e examinar a compreensão do público sobre doenças e sobre comportamentos de saúde [3-7]. Também são utilizados para examinar as experiências das pessoas a respeito de doenças e de serviços de saúde [8,9], além de explorar as atitudes e a necessidade de pessoal [10,11]. Os grupos focais têm sido utilizados para examinar a atitude das pessoas em relação a muitas coisas, incluindo, por exemplo, a atitude das pessoas em relação ao fumo [12], a compreensão do abuso sexual infantil e políticas de resposta associadas [13], as necessidades de saúde das lésbicas [14], a visão das minorias étnicas sobre exames de rastreamento [15], o impacto da educação em saúde sobre AIDS [16] e a experiência do câncer de mama das mulheres [17]. Os grupos focais também têm sido usados para explorar assuntos, como as respostas dos profissionais às mudanças na organi-

> **Quadro 3.1** A interação entre os participantes pode ser usada para:
>
> - Ressaltar as atitudes, as prioridades, a linguagem e a estrutura de compreensão dos respondentes
> - Estimular os participantes da pesquisa a gerar e explorar suas próprias questões e desenvolver sua própria análise sobre as experiências em comum
> - Estimular diversas formas de comunicação dos participantes – expressa em diferentes gamas e formas de discurso
> - Ajudar a identificar normas/valores culturais do grupo
> - Fornecer *insights* sobre a operação de processos sociais de grupo na articulação de conhecimento (por exemplo, examinando qual informação é sensível dentro do grupo)
> - Estimular a conversa aberta sobre assuntos embaraçosos e permitir a expressão de críticas
> - Facilitar a expressão geral de idéias e experiências que poderiam ser pouco desenvolvidas em uma entrevista e esclarecer a perspectiva dos participantes da pesquisa por meio de debate no grupo

zação administrativa [18], e para descobrir maneiras de aperfeiçoar a educação médica e o desenvolvimento profissional [19].

A idéia por trás do método do grupo focal é que os processos grupais podem ajudar as pessoas a explorar e clarear sua visão de modos que seriam menos facilmente acessíveis em uma entrevista frente a frente. A discussão em grupo é particularmente adequada quando o entrevistador possui uma série de perguntas abertas e deseja estimular os participantes da pesquisa a explorar os aspectos importantes para eles, com seu próprio vocabulário, gerando suas próprias perguntas e estabelecendo suas próprias prioridades. Quando a dinâmica do grupo funciona bem, os co-participantes atuam como co-pesquisadores, levando a pesquisa para direções novas e freqüentemente inesperadas.

O trabalho em grupo também auxilia os pesquisadores a perceber as muitas formas diferentes de comunicação que as pessoas usam na interação do dia-a-dia, incluindo piadas, histórias, provocações e discussões. Ter acesso a tal variedade de comunicação é útil porque o conhecimento e as atitudes das pessoas não estão inteiramente encapsulados em respostas racionais a perguntas diretas. As formas cotidianas de comunicação podem mostrar tanto sobre o que as pessoas sabem ou experimentam ou até mais. Nesse sentido, os grupos focais "alcançam os elementos que outros métodos não conseguem alcançar", revelando dimensões da compreensão que comumente permanecem despercebidas por outras formas de coleta de dados.

Essa percepção sobre a comunicação interpessoal também é importante porque pode ressaltar valores (sub)culturais ou normas do grupo. Ao analisar a operação do humor, do consenso e do dissenso e ao examinar os diferentes tipos de narrativa empregados no grupo, o pesquisador pode identificar o conhecimento compartilhado [20]. Isso faz do grupo focal uma técnica para coleta de dados culturais particularmente delicados, sendo essa a razão pela qual é tão freqüentemente utilizado na pesquisa intercultural e no trabalho com minorias étnicas. Também é útil nos estudos que examinam por que grupos diferentes da população fazem usos diferentes dos serviços de saúde [21]. Por razões semelhantes, os grupos focais são úteis para estudar valores culturais dominantes (por exemplo, ao expor narrativas dominantes sobre a sexualidade) [22] e para examinar culturas nos locais de trabalho – por exemplo, as maneiras pelas quais a equipe lida com o estresse de trabalhar com pacientes em estado terminal ou com as pressões de um Serviço de Urgência/Emergência.

A presença de outros participantes na pesquisa pode comprometer a confidencialidade usual de um ambiente de pesquisa, motivo pelo qual deve ser tomado um cuidado especial ao trabalhar com populações "fechadas" (como os pacientes de um asilo). Entretanto não se deve supor que os grupos sempre são mais inibidores do que as entrevistas frente a frente ou que os grupos focais são inadequados para pesquisar tópicos delicados. De fato, o oposto pode ser verdadeiro. O trabalho em grupo pode facilitar ativamente a discussão de tópicos difíceis, pois os participantes menos inibidos "quebram o gelo" para os mais tímidos [13,14]. Os co-participantes também podem oferecer apoio mútuo ao expressar sentimentos que são comuns ao seu grupo, mas que consideram desviados da cultura hegemônica (ou a suposta cultura do pesquisador). Isso é particularmente importante ao pesquisar experiências estigmatizadas ou tabus (por exemplo, luto ou violência sexual).

O método dos grupos focais também é popular entre aqueles que realizam *pesquisa-ação* (ver Capítulo 11) e aqueles preocupados em garantir poder aos participantes da pesquisa, os quais podem se tornar uma parte ativa do desenvolvimento desta e do processo de análise [23]. Os participantes do grupo podem desenvolver perspectivas particulares como conseqüência da conversa com outras pessoas que tiveram experiências similares. Por exemplo, a dinâmica do grupo pode permitir uma mudança de explicações psicológicas de autoculpabilização ("Sou idiota por não entender o que o médico estava me dizendo" ou "Eu deveria ter sido mais forte – eu deveria ter feito as perguntas certas") para a exploração de soluções estruturais ("Se todos nós ficamos confusos com o que nos disseram, talvez ajudasse se tivéssemos um folheto" ou "Que tal poder levar uma gravação da consulta?").

Alguns pesquisadores também observaram que as discussões em grupo podem gerar comentários mais críticos do que as entrevistas [24]. Geis e colaboradores, em seu estudo sobre os parceiros de pessoas com AIDS, descobriram que havia comentários mais raivosos sobre a comunidade médica nas discussões em grupo do que nas entrevistas individuais: "... talvez o sinergismo do grupo "tenha deixado a raiva rolar" e permitiu que cada participante reforçasse os sentimentos de frustração e raiva desabafados uns para os outros..." [25: 43]. Usar um método que facilite a expressão de críticas e, ao mesmo tempo, a exploração de diferentes tipos de soluções é inestimável se alguém estiver tentando aperfeiçoar os serviços. Tal método é especialmente adequado para trabalhar com populações de pacientes particularmente desassistidas que, com freqüência, relutam em oferecer uma devolução negativa [26].

Conduzindo um estudo com grupo focal

Amostragem e composição do grupo

Os estudos com grupo focal podem se valer de algo entre seis e até mais de 50 grupos, dependendo dos objetivos do projeto e dos recursos disponíveis. Mesmo poucas sessões de discussão podem gerar uma grande quantidade de dados; por essa razão, muitos estudos com grupos focais baseiam-se em um número modesto de grupos. Alguns estudos combinam esse método com outras técnicas de coleta de dados; por exemplo, a discussão de um questionário em grupo é um modo ideal de testar a elaboração de perguntas para um levantamento, sendo útil também quando é buscada a explicação ou a exploração dos resultados do levantamento [27,28].

Embora seja possível trabalhar com uma amostra representativa de uma população pequena, a maioria dos estudos com grupos focais utiliza a amostragem intencional, pela qual os participantes são selecionados para refletir a variedade da população total em estudo ou uma amostragem teórica planejada para testar hipóteses em particular. Uma abordagem imaginativa da amostragem é crucial. A maioria das pessoas atualmente reconhece a classe ou a etnia como variáveis importantes na amostragem; contudo também vale a pena considerar outras variáveis. Por exemplo, ao explorar as experiências de mulheres em relação à atenção na maternidade, pode ser aconselhável incluir explicitamente grupos de mulheres que sofreram abuso sexual quando crianças, pois elas podem oferecer *insights* singulares a respeito do tratamento respeitoso ou sobre as relações de poder subjacentes à oferta da atenção [29].

A maior parte dos pesquisadores recomenda buscar a homogeneidade em cada grupo a fim de valorizar as experiências compartilhadas das pessoas; mas também pode ser ocasionalmente vantajoso juntar um grupo diversificado (por exemplo, de profissões diferentes) a fim de maximizar a exploração de diferentes perspectivas em um ambiente grupal. Contudo é importante estar ciente de como a hierarquia no grupo pode afetar os dados. É provável que um auxiliar de enfermagem fique inibido pela presença de um especialista médico do mesmo hospital, por exemplo.

Os grupos podem "acontecer naturalmente", como pessoas que trabalham juntas, ou podem ser formados especificamente para a pesquisa. Ao usar grupos preexistentes, alguém pode ser capaz de observar fragmentos de interações que se aproximam dos dados que ocorrem naturalmente (os quais podem ter sido coletados por observação participativa [ver Capítulo 4 para mais informações sobre esse aspecto]). Uma vantagem adicional é que amigos e colegas podem relacionar os comentários uns dos outros com incidentes reais em suas vidas diárias compartilhadas. Podem desafiar uns aos outros sobre contradições entre o que declaram acreditar e como na realidade se comportam (por exemplo: "E aquela época em que você não usava luvas para coletar sangue de um paciente?").

Seria ingênuo, entretanto, supor que os dados do grupo seriam, por definição, "naturais" no sentido de que as intervenções teriam ocorrido sem que o grupo tivesse sido convocado para esse objetivo. Em vez de pressupor que as sessões inevitavelmente refletem as interações cotidianas (embora às vezes o façam), o grupo deveria ser utilizado para estimular as pessoas a se engajarem umas com as outras, a formular suas idéias e a expressar os modos como pensam a respeito de assuntos que não tenham sido previamente articulados.

Finalmente, é importante considerar a adequação do trabalho em grupo para diferentes populações em estudo e pensar como superar dificuldades em potencial. O trabalho grupal pode facilitar a coleta de informações de pessoas que não podem ler ou escrever. O fator "segurança em números" também pode estimular a participação daqueles que desconfiam de um entrevistador ou daqueles que são ansiosos para falar [30]. Contudo, o trabalho em grupo pode criar dificuldades na comunicação se cada pessoa possuir uma incapacidade diferente. Por exemplo, em um estudo avaliando a atenção domiciliar para idosos, foi realizado um grupo focal que incluía uma pessoa com deficiência auditiva, uma outra com demência senil e uma terceira com paralisia parcial que afetava sua fala. Isso restringiu seriamente a interação entre os participantes da pesquisa e confirmou algumas das previsões da equipe sobre as limitações do trabalho em grupo com essa população [31]. Entretanto tais problemas poderiam ter sido resolvidos ao se pensar mais cuidadosamente sobre a composição

> **Quadro 3.2** Algumas vantagens em potencial da amostragem nos grupos focais
>
> - Não discrimina pessoas que não podem ler ou escrever
> - Pode estimular a participação daqueles que estão relutantes em ser entrevistados individualmente (assim como aqueles intimidados pela formalidade e pelo isolamento de uma entrevista individual)
> - Pode estimular contribuições de pessoas que acreditam que não têm nada a dizer ou que são consideradas "pacientes não-responsivos" (mas que se engajam na discussão gerada por outros membros do grupo)

do grupo. Às vezes, os participantes do grupo poderiam ajudar a traduzir uns para os outros, por exemplo. Deve-se observar também que algumas das pessoas idosas que poderiam ser incapazes de sustentar uma entrevista individual foram capazes de participar no grupo, contribuindo intermitentemente. Mesmo alguns moradores que a equipe tinha sugerido que fossem excluídos da pesquisa por serem "não-responsivos", no final, responderam às conversas ativas geradas pelos co-moradores e foram capazes de contribuir com seus pontos de vista (ver Quadro 3.2). As considerações sobre as diferentes necessidades de comunicação das pessoas não deveriam descartar o trabalho em grupo, e sim ser consideradas como um fator.

Realizando os grupos

As sessões devem ser relaxantes: proporcionar um ambiente confortável, oferecer refrescos e sentar em círculo ajudarão a estabelecer a atmosfera certa. O tamanho ideal de grupo varia entre quatro e oito pessoas. As sessões podem durar em torno de uma ou duas horas (ou se estender por toda uma tarde ou uma série de encontros). O facilitador do grupo deve explicar que o objetivo dos grupos focais é estimular as pessoas a falarem umas com as outras em vez de se dirigirem ao pesquisador. Ele ou ela pode sentar-se atrás, inicialmente, possibilitando um tipo de "escuta clandestina estruturada" [32]. Mais tarde, durante a sessão, o facilitador pode adotar um estilo mais intervencionista, estimulando a continuação do debate além do estágio em que teria terminado e encorajando os membros do grupo a discutir as divergências tanto entre si como consigo mesmos.

Às vezes, o facilitador pode desempenhar o papel de "advogado do diabo" a fim de provocar o debate [33]. As discordâncias no grupo podem ser usadas para estimular os participantes a elucidar seus pontos de vista e a esclarecer por que pensam daquela maneira. Como as diferenças entre indivíduos entrevistados individualmente devem ser analisadas pelos pesquisadores por meio de uma reflexão teórica após o evento, uma vantagem dos grupos focais é que entre seus membros as diferenças podem ser exploradas *in situ* com o auxílio dos participantes da pesquisa.

O facilitador também pode levar materiais ao grupo para ajudar a focar e a provocar o debate [34], como figuras publicadas na mídia ou anúncios de propaganda (com seus textos removidos) [35]. Outras pessoas levam objetos. Por exemplo, Chui e Knight ofereceram ao grupo um espéculo para ser passado entre os participantes durante suas discussões sobre esfregaço cervical [15], enquanto, no estudo de Wilkinson sobre câncer de mama, uma mulher espontaneamente passou sua prótese adiante no grupo. Tais oportunidades para ver e manusear objetos não usualmente disponíveis provocou considerável discussão e ofereceu *insights* importantes [17].

Um tipo alternativo ou adicional de sugestão envolve a apresentação ao grupo de uma série de afirmativas em cartões grandes. É solicitado coletivamente aos membros do grupo que separem esses cartões em pilhas diferentes, dependendo, por exemplo, do seu grau de concordância ou discordância com aquele ponto de vista ou da importância que atribuem àquele aspecto particular do serviço. Por exemplo, tais cartões podem ser usados para explorar os entendimentos do público sobre a transmissão do HIV (colocando afirmativas sobre "tipos" de pessoas em diferentes categorias de risco), as experiências das pessoas idosas com relação à atenção domiciliar (atribuindo graus de importância a diferentes afirmativas sobre a qualidade de sua atenção) e a visão das parteiras sobre suas responsabilidades profissionais (colocando uma série de afirmativas sobre o papel das parteiras ao longo de um *continuum* concordo-discordo). Exercícios como esses estimulam os participantes a se concentrarem uns nos outros (em vez de se concentrarem no facilitador do grupo) e forçam-nos a explicar suas diferentes perspectivas. A apresentação final dos cartões é menos importante do que a discussão gerada. Os facilitadores também podem usar esse tipo de exercício como uma maneira de conferir sua própria avaliação sobre o que emergiu do grupo. Nesse caso, é melhor levar consigo uma série de cartões em branco e apenas preenchê-los ao final da sessão, usando afirmativas geradas no desenrolar da discussão. Por fim, pode ser benéfico oferecer aos participantes da pesquisa um questionário breve ou a oportunidade de conversarem privadamente com o facilitador, depois que a sessão do grupo tiver sido encerrada.

Idealmente, as discussões do grupo devem ser gravadas em áudio e transcritas. Se isso não for possível, então é essencial fazer anotações cuidadosas, sendo que os pesquisadores podem achar útil envolver o grupo no registro de aspectos-chave em um *flip chart*.

Análise e relato

O processo de analisar dados qualitativos é discutido no Capítulo 7. Aqui é suficiente observar que, ao se analisar grupos focais, é particularmente importante tirar toda vantagem dos dados gerados pela interação entre os participantes da pesquisa. Para discussão das diferentes formas de trabalhar com dados de grupos focais, inclusive o uso de pacotes computadorizados, a aplicação de análise da conversação ou do discurso às gravações e transcrições de grupos focais, ver Capítulo 5 para mais informações, ou o exame de "momentos delicados" na interação grupal, ver Frankland e Bloor [12], Myers e Macnaghten [36] e Kitzinger e Farquhar [37].

Conclusão

Este capítulo apresentou alguns dos fatores a serem considerados ao se projetar ou avaliar um estudo com grupo focal. Especificamente, salientou a exploração aberta e a exploração das interações em discussões de grupo focal. Os dados do grupo não são nem mais nem menos autênticos do que os dados coletados por outros métodos; contudo, o grupo focal pode ser o método mais adequado para pesquisar tipos particulares de questões. A observação direta pode ser mais apropriada para estudos de papéis sociais e organizações formais, mas os grupos focais são particularmente adequados para o estudo de atitudes e experiências. As entrevistas podem ser mais adequadas para explorar biografias individuais, mas os grupos focais são mais apropriados para examinar como o conhecimento e, mais importante ainda, como as idéias se desenvolvem, operam e são expressas em um determinado contexto cultural. Os questionários são mais apropriados para a obtenção de informações quantitativas e a explicação sobre quantas pessoas mantêm uma certa opinião (predefinida); entretanto os grupos focais são melhores para explorar exatamente como aquelas opiniões são construídas ou, dependendo da formação teórica que você possuir, como os diferentes "discursos" são expressos e mobilizados (na verdade, a análise do discurso de dados de grupos focais pode desafiar a idéia de que as "opiniões" existem como entidades predefinidas a serem "descobertas" no interior dos indivíduos) [38].

Os grupos focais não constituem uma opção fácil. Os dados que eles geram podem ser complexos. O método é basicamente direto e não precisa ser intimidador nem para o pesquisador nem para os participantes. Talvez a melhor maneira de resolver se os grupos focais são mais apropriados para algum estudo em particular seja ler uma seleção de relatos de grupos focais elaborados por outras pessoas e, então, desenvolver alguns grupos-piloto com amigos ou conhecidos.

Leitura adicional

Barbour R & Kitzinger J. *Developing Focus Group Research: Politics, Theory and Practice*. SAGE, London, 1999.

Referências

1. Kitzinger J. The methodology of focus groups: the importance of interactions between research participants. *Sociology of Health and Illness* 1994; **16:** 103-121.
2. Merton RK. *The Focused Interview*. Free Press, Glencoe, IL, 1956.
3. Basch C. Focus group interview: an under-milised research technique for improving theory and practice in health education. *Health Education Quarterly* 1987; **14:** 411-448.
4. Ritchie JE, Herscovitch F & Norfor JB. Beliefs of blue collar workers regarding coronary risk behaviours. *Health Education Research* 1994; **9:** 95-103.
5. Duke SS, Gordon-Sosby K, Reynolds KD *et al.* A study of breast cancer detection practices and beliefs in black women attending public health clinics. *Health Education Research* 1994; **9:** 331-342.
6. Khan M & Manderson L. Focus groups in tropical diseases research. *Health Policy and Planning* 1992; **7:** 56-66.
7. Morgan D. *Focus Groups as Qualitative Research*. SAGE, London, 1988.
8. Murray S, Tapson J, Turnbull L *et al.* Listening to local voices: adapting rapid appraisal to assess health and social needs in general practice. *British Medical Journal* 1994; **308:** 698-700.
9. Gregory S & McKie L. The smear test: listening to women's views. *Nursing Standard* 1991; **5:** 32-36.
10. Brown J, Lent B & Sas G. Identifying and treating wife abuse. *Journal of Family Practice* 1993; **36:** 185-191.
11. Denning JD & Verschelden C. Using the focus group in assessing training needs: empowering child welfare workers. *Child Welfare League of America* 1993; **72**(6): 569-579.
12. Frankland C & Bloor M. Some issues arising in the systematic analysis of focus group materials. In: Barbour R & Kitzinger J, eds. *Developing Focus Group Research: Politics, Theory and Practice*. SAGE, London, 1999.
13. Kitzinger J. *Framing Abuse: Media Influence and Public Understanding of Sexual Violence Against Children*. Pluto, London, 2004.
14. Farquhar C. Are focus groups suitable for 'sensitive' topics? In: Barbour R & Kitzinger J, eds. *Developing Focus Group Research: Politics, Theory and Practice*. SAGE, London, 1999.

15. Chui L & Knight, D. How useful are focus groups for obtaining the views of minority groups? In: Barbour R & Kitzinger J, eds. *Developing Focus Group Research: Politics, Theory and Practice.* SAGE, London, 1999.
16. Kitzinger J. Understanding AIDS: researching audience perceptions of acquired immune deficiency syndrome. In: Eldridge J, ed. *Getting The Message; News, Truth and Power.* Routledge, London, 1993: 271-305.
17. Wilkinson S. Focus groups in health research. *Journal of Health Psychology* 1998; **3**: 323-342.
18. Barbour R. Are focus groups an appropriate tool for studying organisational change? In: Barbour R & Kitzinger J, eds. *Developing Focus Group Research: Politics, Theory and Practice.* SAGE, London, 1999.
19. Barbour, R. Making sense of focus groups. *Medical Education* 2005; **39**(7): 742-750.
20. Hughes D & Dumont K. Using focus groups to facilitate culturally anchored research. *American Journal of Community Psychology* 1993; **21**:775-806.
21. Naish J, Brown J & Denton, B. Intercultural consultations: investigation of Factors that deter non-English speaking women from attending their general practitioners for cervical screening. *British Medical Journal* 1994; **309**: 1126-1128.
22. Barker G & Rich S. Influences on adolescent sexuality in Nigeria and Kenya: findings from recent focus-group discussions. *Studies in family Planning* 1992; **23**: 199-210.
23. Baker R & Hinton R. Do focus groups facilitate meaningful participation in social research? In: Barbour R & Kitzinger J, eds. *Developing Group Research: Politics, Theory and Practice.* SAGE, London, 1999.
24. Watts M & Ebbutt D. More than the sum of the parts: research methods in group interviewing. *British Educational Research Journal* 1987; **13**: 25-34.
25. Geis S, Fuller R & Rush J. Lovers of AIDS victims: psychosocial stresses and counselling needs. *Death Studies* 1986; **10**: 43-53
26. DiMatteo M, Kahn K & Berry S. Narratives of birth and the postpartum: an analysis of the focus group responses of new mothers. *Birth* 1993; **20**: 204.
27. Kitzinger J. Focus groups: method or madness? In: Boulton M, ed. *Challenge and Innovation: Methodological Advances in Social Research on HIV/AIDS.* Taylor & Francis, London, 1994: 159-175.
28. O'Brien K. Improving survey questionnaires through focus groups. In: Morgan D, ed. *Successful Focus Groups: Advancing the State of the Art.* SAGE, London, 1993: 105-118.
29. Kitzinger J. Recalling the pain: incest survivors' experiences of obstetrics and gynaecology. *Nursing Times* 1990; **86**: 38-40.
30. Lederman L. High apprehensives talk about communication apprehension and its effects on their behaviour. *Communication Quarterly* 1983; **31**:233-237.
31. Kitzinger J. Patient Satisfaction survey in the Care of the Elderly Unit, Volume 1: Qualitative phase: group interviews. Report prepared by Scottish Health Feedback for the Greater Glasgow Health Board, 1992.
32. Powney J. Structured eavesdropping. Research Intelligence. *Journal of the British Educational Research Foundation* 1988; **28**: 3-4.
33. MacDougall C & Baum F. The devil's advocate: a strategy to avoid groupthink and stimulate discussion in focus groups. *Qualitative Health Research* 1997; **7**: 532-541.

34. Morgan D & Kreguer R. *The Focus Group Kit*, vols. 1-6. SAGE, London, 1997.
35. Kitzinger J. Audience understanding AIDS: a discussion of methods. *Sociology of Health and Illness* 1990; **12:** 319-335.
36. Myers G & Macnaghten P. Can focus groups be analyzed as talk? In: Barbour R & Kitzinger J, eds. *Developing Focus Group Research: Politics, Theory and Practice.* SAGE, London, 1999.
37. Kitzinger J & Farquhar C. The analytical potential of 'sensitive moments' in focus group discussions. In: Barbour R & Kitzinger J, eds. *Developing Focus Group Research: Politics, Theory and Practice.* SAGE, London, 1999.
38. Waterton C & Wynne B. Can focus groups access community views? In: Barbour R & Kitzinger J. *Developing Focus Group Research: Politics, Theory, and Practice.* SAGE, London, 1999.

Capítulo 4
Métodos observacionais

Catherine Pope, Nicholas Mays

Os Capítulos 2 e 3 descreveram métodos que permitem aos pesquisadores coletar dados largamente baseados no que as pessoas dizem. Os entrevistados e os membros de grupos focais relatam suas crenças e atitudes e podem também falar sobre seus atos e comportamentos. Um benefício desses métodos é que eles oferecem um modo relativamente rápido de reunir esse tipo de informação, mas não podemos ter certeza de que o que as pessoas dizem que fazem é o que elas realmente fazem [1,2]. Os métodos observacionais de alguma maneira vão ao encontro desse problema – em vez de fazer perguntas sobre comportamento, o pesquisador sistematicamente acompanha pessoas e eventos para observar os comportamentos e os relacionamentos cotidianos. Assim, a observação é particularmente adequada para estudar como as organizações funcionam, os papéis desempenhados por diferentes equipes e a interação entre equipe e clientes.

A observação é o objeto de trabalho das ciências naturais: o biólogo observa o desenvolvimento das estruturas celulares e o químico observa as reações químicas. Os estudos observacionais de populações ou comunidades são utilizados na epidemiologia para buscar padrões da incidência de doenças. A pesquisa em psicologia clínica e experimental está baseada na observação, da mesma forma que o monitoramento de um paciente em um leito hospitalar. A pesquisa qualitativa utiliza a observação sistemática e detalhada de comportamentos e falas. Uma das diferenças cruciais entre este tipo de observação e aquele conduzido nas ciências naturais é que, no mundo social, aqueles que observamos podem usar a linguagem para descrever, refletir e discutir sobre o que estão fazendo. Essa compreensão compartilhada do mundo social entre participantes e pesquisadores torna esse tipo de pesquisa em ciência social muito diferente da observação de ratos de laboratório ou de elétrons. Distintamente das ciências naturais, a observação qualitativa normalmente aspira ser *naturalista* pelo fato de estudar as pessoas *in situ* com a menor interferência possível do pesquisador – tanto quanto for possível e ético [3].

Usos dos métodos observacionais na pesquisa em saúde

Freqüentemente os métodos observacionais são encarados como sinônimo da *etnografia*, uma abordagem de pesquisa derivada das técnicas utilizadas por antropólogos para estudar sociedades em pequena escala e culturas diferentes (ver mais adiante), embora os etnógrafos, com freqüência, utilizem outros métodos também. Os antropólogos de antigamente viviam nessas sociedades e culturas por longos períodos de tempo, tentando documentar comportamentos e aprender sobre a linguagem, os sistemas de crença e as estruturas sociais. Nos anos 1920, os pesquisadores conectados com a chamada Escola de Chicago de sociologia começaram a usar métodos etnográficos para estudar o ambiente urbano com o qual estavam familiarizados e a observar sistematicamente a vida de grupos sociais diferentes, freqüentemente marginalizados ou desviantes, como apostadores, drogaditos e músicos de *jazz*. Os primeiros exemplos do uso de métodos observacionais na pesquisa em saúde incluem o estudo pioneiro de Roth de um sanatório para tuberculose (TB), no qual ele desenvolveu o conceito da "carreira do paciente" – uma série de estágios pela qual o paciente passa durante o tratamento – e a idéia de "cronogramas", que estruturam o processo de tratamento tanto para pacientes como para a equipe [4]. No Reino Unido, houve diversos estudos observacionais de Serviços de Urgência/Emergência (prontos-socorros [PS]). Jeffery [5] documentou a categorização dos pacientes pela equipe como os "bons" e os "refugos", sendo que esses últimos são os alcoolizados, os vagabundos, os parassuicidas e outros pacientes, que, devido às demandas conflitantes e à pressão sobre a equipe, eram vistos como usuários inadequados do PS. Dingwall e Murray [6] desenvolveram e ampliaram esse modelo usando observação e entrevistas para examinar como as crianças eram atendidas no PS. Em outro estudo, Hughes [7] observou o uso do arbítrio pelas recepcionistas para priorizar e categorizar os usuários de um PS. Esses estudos oferecem claros *insights* sobre como e por que os pacientes são atendidos dessa maneira em tais estabelecimentos. O comportamento da equipe ao categorizar e rotular os pacientes estava tão enraizado na cultura organizacional que apenas alguém estranho a ela teria considerado isso como digno de nota. É improvável que as entrevistas apenas tivessem descoberto as tipologias dos pacientes utilizadas pela equipe e os diferentes padrões de atenção que provocavam.

A pesquisa observacional tem sido utilizada para desenvolver explicações para relações ou associações descobertas no trabalho quantitativo. O estudo observacional de Bloor [8] sobre cirurgiões otorrinolaringologistas foi projetado para complementar uma análise estatística das variações entre áreas e cirurgiões em termos de taxa de tonsilectomia em crianças. Bloor observou sistematicamente como os cirurgiões tomavam sua decisão de operar e descobriu que os médicos individualmente tinham "métodos empíricos" diferentes para decidir se iriam intervir ou não. Enquanto um cirurgião tomava sinais clínicos como a indicação principal para cirurgia, outro estaria preparado para operar na ausência de tais indicações na época da consulta se houvesse evidências de que episódios repetidos de tonsilite estivessem afetando a educação da criança.

Hughes e Griffiths [9] observaram clínicas de cateterismo cardíaco e consultorias para internações neurológicas para explorar como as decisões sobre prioridades de tratamento entre pacientes eram tomadas quando os recursos eram restritos. Demonstraram que a seleção dos pacientes diferia dramaticamente nas duas especialidades e sugeriram que isso poderia ser explicado pela maneira com que decisões racionalizadoras eram tomadas em cada uma delas. Demonstraram que, na cardiologia, as decisões tendiam a ser baseadas na idéia do mau prognóstico ou da inadequação do paciente – "exclusão" – enquanto na neurologia existia uma tendência a colocar mais peso sobre a "inclusão" – identificando fatores que poderiam tornar um paciente especialmente necessitado de auxílio. Essas análises começam a explicar por que tipos diferentes de pacientes são tratados e podem ser úteis para planejar sistemas de estabelecimento de prioridades mais explícitos no futuro.

Os métodos observacionais têm sido usados para analisar o trabalho diário de profissionais de saúde [10-13] e de outros membros da equipe de atenção à saúde – por exemplo, os funcionários que lidam com listas de espera para internação [14]. Também existe um corpo crescente de pesquisa observacional mais explicitamente orientada pelas políticas. A análise de Strong e Robinson [15] sobre a introdução do gerenciamento geral no NHS* envolveu os pesquisadores participando de reuniões administrativas bem como coordenando longas entrevistas com os envolvidos na transição para o novo NHS. Os métodos observacionais foram subseqüentemente usados para avaliar a importância relativa das relações baseadas na confiança *versus* relações mais antagônicas na negociação de contratos efetivos para serviços de saúde no mercado interno do NHS, na primeira metade da década de 1990 [16]. Agora é comum o uso da observação nas avaliações qualitativas das políticas para corroborar ou relativizar os relatos feitos pelos entrevistados (ver Capítulo 10 sobre estudos de caso). Por exemplo, as entrevistas podem revelar uma abordagem em particular para

---

* N. de T. Sigla para *National Health System*, sistema nacional de saúde vigente no Reino Unido.

tomada de decisão em uma organização de serviços de saúde que pode, então, ser estudada mais de perto, mas diretamente, pela observação de como as decisões específicas são tomadas.

Acesso ao campo e aos papéis a desempenhar na pesquisa

A primeira tarefa na pesquisa observacional é escolher e obter acesso ao ambiente ou "campo". Ocasionalmente, o acesso ao ambiente leva a pesquisas oportunistas – Roth [4] tinha TB quando coordenou sua pesquisa sobre a vida em um hospital para TB –, mas poucos pesquisadores possuem essa facilidade (ou dificuldade). A maioria tem de decidir sobre o tipo de ambiente em que está interessado e negociar o acesso. A escolha do ambiente é tipicamente intencional; a idéia não é escolher um ambiente com o intuito de generalizar para toda uma população (como seria o caso em uma amostra estatística), mas selecionar um grupo ou ambiente que provavelmente demonstre aspectos e eventos notáveis ou categorias de comportamento relevantes à pergunta da pesquisa. Hughes e Griffiths selecionaram deliberadamente ambientes muito diferentes – um consultório de neurologia e um de cardiologia – como base para sua pesquisa sobre a racionalização em nível micro, que lhes permitiu observar duas áreas contrastantes de prática clínica em que são aplicadas significativas contenções de recursos.

O acesso a um ambiente ou grupo usualmente é negociado por meio de um "porteiro", alguém em posição de permitir e, idealmente, facilitar a pesquisa. Em estabelecimentos de atenção à saúde, isso pode envolver a negociação com diversas pessoas da equipe, incluindo médicos, enfermeiros e administradores. O primeiro e principal ponto de contato é importante: essa pessoa pode patrocinar ou apoiar a pesquisa, e isso pode afetar o modo como o pesquisador é percebido pelo grupo. Isso pode ser problemático, como Atkinson [17] descobriu em seu estudo junto a hematologistas: embora tivesse conquistado acesso via um membro muito antigo da equipe, ele inicialmente encontrou hostilidade e alguma resistência por parte dos membros mais novos e teve de trabalhar muito para ser aceito pelo grupo. Pode ser difícil desenvolver uma relação e uma empatia suficientes com o grupo para permitir que a pesquisa seja realizada. Pode ser esperado que o pesquisador exerça reciprocidade pelo favor de ter conquistado o acesso, talvez na forma de uma pressão sutil para produzir um relatório amplamente positivo. Mesmo sem essa pressão, não é incomum que observadores se envolvam na vida do estabelecimento a ponto de ser solicitado a ajudar a recepcionar pacientes, realizar pequenas tarefas ou simplesmente segurar a mão de um paciente nervoso. Isso não é necessariamente ruim (ver adiante) na medida em que o pesquisador estiver ciente de que isso aumenta a probabilidade não só de estabelecer empatia com a equipe, mas de, talvez, aliar-se a ela.

É importante considerar as características do pesquisador bem como as do grupo ou do ambiente, já que isso também influencia o processo de coleta de dados: o fato de ser homem ou mulher, jovem ou velho, ingênuo ou experiente pode afetar as interações entre o pesquisador e o pesquisado [18-19]. O pesquisador precisa ser aceito pelo grupo, mas deve evitar "se tornar nativo" (isto é, mergulhar tanto na cultura do grupo que o pesquisador ou perde a capacidade de recuar e analisar o ambiente, ou acha muito difícil ou emocionalmente exaustivo concluir a coleta de dados).

O observador pode adotar diferentes papéis de acordo com o tipo de ambiente e de como o acesso foi obtido. Alguns estabelecimentos de saúde são espaços semipúblicos e pode ser possível assumir o papel de um observador à parte, analisando sem restrições o que acontece. Contudo, a presença de um observador, particularmente em ambientes mais privados, pode estimular modificações em comportamentos ou atos – o chamado efeito Hawthorne [20,21] – embora esse efeito pareça diminuir com o tempo. Aqueles que são observados também podem começar a refletir sobre suas atividades e a questionar o observador sobre o que estão fazendo.

O impacto do observador sobre o ambiente pode ser minimizado, em alguns casos, pela participação nas atividades ao observá-las. Às vezes, isso é feito veladamente, como na pesquisa de Goffman [22] sobre o asilo no qual trabalhava como professor de educação física, ou no estudo de Rosenhan [23] no qual observadores fingiam sintomas psiquiátricos para serem internados em um hospital psiquiátrico. Existem importantes aspectos éticos em tal pesquisa. O desempenho velado de papéis em uma pesquisa pode ser justificado em certas circunstâncias, como na pesquisa sobre assuntos particularmente delicados ou com grupos de difícil acesso. A maior parte da pesquisa em estabelecimentos de atenção à saúde é aberta, embora o quanto todos os membros do grupo saibam sobre a pesquisa possa variar. Por exemplo, equipe e pacientes (e, às vezes, a equipe, mas não os pacientes) podem estar cientes de que a observação está ocorrendo, mas podem não conhecer as perguntas da pesquisa ou as áreas de interesse específicas. Tal pesquisa com freqüência resulta em uma negociação continuada e informal de acesso e consentimento, embora isso possa não ser prático em todos os ambientes [24,25]. No campo da saúde, os comitês de ética em pesquisa, acostumados com a regulação de pesquisas clínicas, podem insistir em procedimentos de consentimento plenamente informado, que podem colocar em risco a factibilidade de certos estudos observacionais ao alertar os participantes e, com isso, alterar seu comportamento (ver Capítulo 6 para maiores informações sobre esse assunto).

Registrando dados observacionais

A pesquisa observacional baseia-se na atuação do pesquisador como instrumento de pesquisa e na documentação do mundo que ele observa. Isso exige não apenas uma boa capacidade de observação, mas também boa memória e um registro claro, detalhado e sistemático. O papel de pesquisa adotado, seja velado ou explícito, participativo ou não-participativo, pode influenciar o processo de registro. Às vezes é possível fazer uma anotação ou gravar informações no ambiente, outras vezes isso pode não ser prático ou pode ser postergado. Recordar eventos e conversas é essencial, e é uma capacidade que exige prática. A memória pode ser ajudada pelo uso de anotações rabiscadas, quando possível, durante a observação (uma maneira de fazer tais anotações é achar alguma desculpa para sair do ambiente por alguns minutos para escrever – idas seguidas ao banheiro são freqüentemente usadas para isso, embora, inevitavelmente, qualquer tempo longe signifique que episódios de atividade serão perdidos!).

Alguns pesquisadores utilizam uma lista estruturada de itens a observar e anotam sobre a organização do espaço no ambiente, a característica de cada participante ou um conjunto específico de atividades. Silverman utilizou tal abordagem em seu estudo sobre consultórios de cardiologia pediátrica. Tendo observado 10 consultórios, ele desenvolveu um formulário de codificação para registrar decisões "de disposição", que abrangiam os fatores que pareciam, com base nessas observações iniciais, estar envolvidos naquelas decisões – coisas como fatores clínicos e sociais e como e quando as decisões eram comunicadas aos pacientes [26]. Outra maneira de estruturar a observação é focar em "incidentes críticos" – eventos distintos ou contextos específicos – e descrevê-los e documentá-los separadamente [27].

Anotações ou rascunhos iniciais para registrar eventos-chave, citações e impressões servem como um lembrete para anotações de campo completas que deveriam ser redigidas logo que possível após o período de observação. As anotações de campo fornecem relatos detalhados e altamente descritivos a respeito do que foi observado, uma cronologia dos eventos e uma descrição das pessoas envolvidas, sua conversa e seu comportamento. É importante registrar descrições concretas, e não simplesmente as impressões. Conseqüentemente, existem convenções para indicar diferentes tipos de observação, como citações literais de conversas, comportamento não-verbal e gestos ou representações espaciais. Além disso, o pesquisador precisa documentar suas impressões, sentimentos e reações pessoais a essas observações. Esses dados mais reflexivos são tipicamente registrados separadamente em um diário de pesquisa. Pesquisadores diferentes possuem diferentes estilos de escrita – podem preferir escrever na primeira ou na terceira pessoa, e as anotações de campo podem ser elaboradas como relatos em tempo real (isto é, no tempo presente) ou como descrições "finais". Emerson e colaboradores [28] fornecem uma exposição mais detalhada dos diferentes estilos e formatos que podem ser usados. Nunca é demais dizer que o processo de redigir toma um tempo considerável e que não é direto. As anotações de campo fornecem um registro por escrito da observação, mas são apenas o material bruto da pesquisa e não fornecem, por si só, explicações. O pesquisador deve filtrar, decodificar e atribuir um sentido aos dados para torná-los significativos. Esse processo analítico é entrelaçado com a coleta de dados e a redação, quando o pesquisador está constantemente pensando sobre o que observou. As categorias emergentes ou as hipóteses tentativas sobre os dados podem ser testadas durante o trabalho de campo; mais casos ou exemplos (ou contradições) podem ser buscados.

Métodos observacionais e etnografia

As técnicas observacionais são freqüentemente empregadas em estudos que adotam uma abordagem etnográfica. O termo *etnografia* (literalmente, "o estudo das pessoas"), muito confuso, refere-se tanto ao processo de pesquisa (incluindo o planejamento e os métodos) quanto ao seu produto (isto é, o relatório escrito) [29]. A premissa subjacente à etnografia é que, para compreender um grupo de pessoas, o pesquisador precisa observar suas vidas diárias, de preferência vivendo com e como elas. A etnografia enfatiza a importância de compreender o mundo simbólico no qual as pessoas vivem, ver as coisas da maneira como elas o fazem e captar os sentidos que atribuem para tornar suas experiências significativas. Isso resulta em um prolongado contato com o ambiente e com os grupos estudados – um processo que os pesquisadores descrevem como "imersão". A observação é central nesse processo e pode ser usada exclusivamente, embora, mais tipicamente, a pesquisa etnográfica incorpore outros métodos, como as entrevistas, e utilize dados qualitativos e quantitativos, inclusive documentos, estatísticas de rotina e assim por diante. Em razão disso, pode ter muito em comum com a pesquisa por estudo de caso (ver Capítulo 10), e as duas expressões são, às vezes, usadas de forma intercambiável.

Os etnógrafos têm usado a observação para examinar crenças em saúde [30], a organização da atenção à saúde [7,14] e treinamento médico [31,32]. Uma etnografia sobre como os diagnósticos de doença terminal são comunicados aos pacientes utilizou a observação de uma enfermaria e dos consultórios de um hospital, bem como conversas informais e entrevistas formais com pacientes e equipe [33]. Uma indicação de quanto a principal funcionária do campo conhecia as famílias envolvidas é que ela também comparecia a alguns dos funerais de pacientes e entrevistava cônjuges enlutados. A equipe do estudo utilizou todos esses dados para demonstrar que tanto os pacientes como seus médicos conspiraram na criação de um "falso otimismo" a respeito da recuperação e que aspectos do processo de atenção (como o foco no cronograma do tratamento) sustentavam esse otimismo, do qual muitos pacientes se arrependeram mais tarde.

Teorizando a partir da pesquisa observacional

A análise de dados observacionais está descrita mais detalhadamente no Capítulo 7. Na essência, resulta em uma leitura e releitura exaustiva de todas as anotações de campo, em um processo repetido de desenvolvimento de categorias a partir das notas de campo e da testagem e do refinamento das mesmas para desenvolver teorias e explicações. Diferentes perspectivas metodológicas e teóricas podem influenciar esse processo e a maneira pela qual os dados observacionais são tratados. Essas diferentes instâncias são complexas e fortemente debatidas, e não existe espaço suficiente para descrevê-las em detalhes aqui; assim, os leitores interessados podem desejar consultar fontes adicionais [34-36], bem como ler o Capítulo 7.

Qualidade nos estudos observacionais

A qualidade dos estudos observacionais depende, mais do que a maioria dos métodos, da qualidade do pesquisador. Isso coloca uma responsabilidade particular sobre este para fornecer descrições detalhadas da coleta e da análise dos dados. Detalhes sobre como a pesquisa foi conduzida são fundamentais para avaliar sua integridade; por exemplo, permitir ao leitor saber quanto tempo foi despendido em campo, a proximidade do pesquisador com o ato ou o comportamento discutido, quão típicos foram os eventos registrados e se foi realizada qualquer tentativa para verificar as observações feitas (por exemplo, observar ambientes comparáveis ou buscar outras fontes de informação, como documentos). Pode ser possível checar a verossimilhança (a aparência de veracidade) de um estudo observacional em relação a pesquisas anteriores em ambientes similares ou com grupos semelhantes, mas talvez o teste definitivo para a pesquisa observacional seja a *congruência* [37]: o quanto a pesquisa fornece de instruções ou regras necessárias que permitam a outro pesquisador ingressar e "circular" (isto é, funcionar como um participante aceito) naquele ambiente ou grupo.

Uma crítica a muitas etnografias contemporâneas em ambientes de atenção à saúde é que raramente aderem à idéia original da "imersão" – poucos pesquisadores são capazes de viver com o grupo que estão estudando por um período longo e indeterminado. Em vez disso, tendem a se concentrar em um ambiente em particular (por exemplo, uma enfermaria) ou em uma instituição por um período planejado de tempo. Como ressalta Hammersely [38], sua participação no ambiente geralmente também é em meio período, e existe o perigo de que tal pesquisa não consiga considerar as mudanças institucionais sistêmicas mais amplas, os padrões cíclicos de atividade e mudança a longo prazo na organização específica. Esse é um ponto válido, e os pesquisadores, portanto, precisam garantir que dados suficientes sejam captados e ser cuidadosos com as suposições que retiram de suas observações periódicas e de prazo relativamente curto. É importante assegurar que o projeto da pesquisa valorize a gama de comportamentos e pessoas observadas, incorporando diferentes horas do dia, dias da semana, meses e assim por diante, para despender tanto tempo quanto possível com o grupo que está sendo estudado. Alguns pesquisadores optam por amostrar blocos aleatórios de tempo, ou observar aspectos particulares do ambiente, ou indivíduos por um período fixo de tempo, e, então, seguir adiante – digamos, observando o consultório a partir da área de recepção e depois se mudar para o setor de enfermagem. Outros utilizam os achados de suas observações anteriores para identificar épocas ou atividades em particular, cuja observação em maior profundidade provavelmente seria mais importante. É um erro pensar que o observador irá necessariamente captar "tudo". Mesmo a presença de diversos observadores ou a gravação em vídeo e áudio não consegue garantir isso. A combinação da praticidade da observação com as inevitáveis limitações da recordação e da percepção significa que simplesmente não é possível registrar tudo. Apesar disso, a tarefa do pesquisador é documentar o mais detalhadamente possível o que aconteceu.

O Capítulo 8 discute esses assuntos em maiores detalhes visto que eles se relacionam com a identificação e a garantia da qualidade na pesquisa qualitativa em geral. Quando feitos sistemática e cuidadosamente, os estudos observacionais podem revelar e explicar importantes aspectos da vida em ambientes de atenção à saúde que não seriam acessíveis de outra maneira. Os melhores, como o clássico estudo de Goffman sobre o asilo [22], podem originar conceitos perspicazes e duradouros que podem ser aplicados a outros ambientes e que se somam imensamente ao nosso conhecimento do mundo social.

Leitura adicional

Hammersley M & Atkinson P. *Ethnography: Principles in Practice*, 2nd edn. Routledge, London, 1995.

Referências

1. Silverman D. *Interpreting Qualitative Data.* SAGE, London, 1994.
2. Heritage J. *Garfinkel and Ethnomethodology.* Polity, Cambridge, 1984.
3. Blumer H. *Symbolic Interactionism.* Prentice Hall, Engelwood Cliffs, NJ, 1969.
4. Roth J. *Timetables.* Bobbs-Merrill, NewYork, 1963.
5. Jeffery R. Normal rubbish: deviant patients in casualty departments. *Sociology of Health and Illness* 1979; **1:** 90-108.
6. Dingwall R & Murray T. Categorisation in accident departments: 'good' patients, 'bad' patients and children. *Sociology of Health and Illness* 1983; **5:** 127-148.
7. Hughes D. Paper and people: the work of the casualty reception clerk. *Sociology of Health and Illness* 1989; **11:** 382-408.
8. Bloor M. Bishop Berkeley and the adenotonsillectomy enigma: an exploration of the social construction of medical disposals. *Sociology* 1976; **10:** 43-61.
9. Hughes D & Griffiths L. 'Ruling in' and 'ruling out': two approaches to the microrationing of health care. *Social Science and Medicine* 1997; **44:** 589-599.
10. Clarke P & Bowling A. Quality of life in long stay institutions for the elderly: an observational study of long stay hospital and nursing home care. *Social Science and Medicine* 1990; **30:** 1201-1210.
11. Fox N. *The Social Meaning of Surgery.* Open University Press, Milton Keynes, 1988.
12. Allen D. The nursing-medical boundary: a negotiated order? *Sociology of Health and Illness* 1997; **19:** 498-520.
13. Smith AF, Goodwin D, Mort M et al. Expertise in practice: an ethnographic study exploring acquisition and use of knowledge in anaesthesia. *British Journal of Anaesthesia* 2003; **91:** 319-328.
14. Pope C. Trouble in store: some thoughts on the management of waiting lists. *Sociology of Health and Illness* 1991; **13:** 193-212.
15. Strong P & Robinson J. *The NHS: Under New Management.* Open University Press, Milton Keynes, 1990.
16. Flynn R, Williams G & Pickard S. *Markets and Networks: Contracting in Community Health Services.* Open University Press, Buckingham, 1996.
17. Atkinson P. *Medical Talk and Medical Work.* SAGE, London, 1995.
18. Warren C & Rasmussen P. Sex and gender in field research. *Urban Life* 1977; **6:** 349-369.
19. Ostrander S. 'Surely you're not just in this to be helpful': access, rapport, and interviews in three studies of elites. In: Hertz R & Imber J, eds. *Studying Elites Using Qualitative Methods.* SAGE, London, 1995.
20. Roethlisberger FJ & Dickson WJ. *Management and the Worker.* Harvard University Press, Cambridge, MA, 1939.
21. Holden J & Bower P. How does misuse of the term 'Hawthorne effect' affect the interpretation of research outcomes? (Questions and Answers) *Journal of Health Services Research and Policy* 1998; **3:** 192.
22. Goffman E. *Asylums: Essays on the Social Situation of Mental Patients and Other Inmates.* Penguin, Harmondsworth, 1961.

23. Rosenhan DL. On being sane in insane places. *Science* 1973; **179**: 250-258.
24. Dingwall R. Ethics and ethnography. *Sociological Review* 1980; **28**: 871-891.
25. Goodwin D, Pope C, Mort M et al. Ethics and ethnography: an experiential account. *Qualitative Health Research*, 2003; **13**: 567-577.
26. Silverman D. The child as a social object: Down's Syndrome children in a paediatric cardiology clinic. *Sociology of Health and Illness* 1989; **3**: 254-274.
27. Erlandson D, Harris E, Skipper B et al. *Doing Naluralistic Inquiry: A Guide to Methods*. SAGE, Newbury Park, CA, 1993.
28. Emerson R, Fretz R & Shaw L. *Writing Ethnographic Fieldnotes*. University of Chicago Press, Chicago, 1995.
29. Savage J. Ethnography and health care. *British Medical Journal* 2000: **321**: 1400-1402.
30. Davidson C, Davey Smith G & Frankel S. Lay epidemiology and the prevention paradox: the implications of coronary candidacy for health education. Sociology *of Health and Illness* 1991; **13**: 1-19.
31. Atkinson PA. *The Clinical Experience*, 2nd edn. Ashgate, Aldershot, 1997.
32. Sinclair S. *Making Doctors*. Berg, Oxford, 1997.
33. The A, Hak T, Koëter G et al. Collusion in doctor-patient communication about imminent death: an ethnographic Study. *British Medical Journal* 2000; **321**: 1376-1381.
34. Van Maanan J. *Tales of the Field: On Writing Ethnography*. University of Chicago Press, Chicago, 1988.
35. Hammersley M. *The Dilemma of Qualitative Method: Herbert Blumer and the Chicago Tradition*. Routledge, London, 1989.
36. Feldman M. *Strategies for Interpreting Qualitative Data. Qualitative Research Methods 33*. SAGE, Newbury Park, CA, 1995.
37. Fielding N. *Researching Social Life*. SAGE, London, 1993.
38. Hammersley M. Ethnography: problems and prospects. Paper presented to the Qualitative Research Methodology Seminar Series, School of Nursing and Midwifery and the School of Education, University of Southampton (sponsored by the ESRC National Centre for Research Methods) 20 January 2005.

Capítulo 5
Análise de conversação

Sarah Collins, Nicky Britten

A comunicação entre pacientes e profissionais de atenção à saúde tanto constitui como reflete o processo de atenção à saúde. A análise de conversação (aqui denominada AC) oferece um meio para estudar as maneiras precisas pelas quais, através da comunicação em consultas para atendimento à saúde, as preocupações dos pacientes são apresentadas e abordadas, os sintomas são descritos e compreendidos, os diagnósticos são propostos e aceitos e as opções terapêuticas são negociadas e decididas [1-3]. Como já mencionado no Capítulo 3, a AC também pode ser usada para analisar grupos focais, particularmente quando eles compreendem grupos que "ocorrem naturalmente", como pessoas que trabalham juntas.

A AC está baseada na premissa de que a interação social é construída com alternância. Por meio de sucessivas ações verbais e não-verbais, as pessoas desenvolvem atividades diárias, como solicitações, oferecer aconselhamento ou registrar uma queixa. Em uma consulta para atendimento à saúde, pacientes e profissionais desempenham um rol de atividades relevantes para a atenção a um paciente. Ao se comunicarem em um sistema de alternância de papéis, eles exibem suas próprias interpretações das atividades e formatam as do outro. Mais ainda, nos detalhes observáveis de suas interações, as interpretações dos participantes são disponibilizadas ao pesquisador.

Respondendo a questões de relevância prática e diária

O sociólogo Harvey Sacks [4] foi o primeiro a utilizar a AC em um ambiente de atenção à saúde. Um centro de prevenção de suicídios por telefone de um serviço psiquiátrico de emergência contatou Sacks com um problema prático – como conseguir que as pessoas que telefonavam fornecessem seu nome em uma situação carregada de sensibilidades. Sacks examinou o problema e suas soluções estudando os detalhes, o projeto e a seqüência das alternâncias de início das chamadas feitas ao centro. Ele focalizou sua investigação em considerações seqüenciais e no sistema de alternância. Quando os respondentes das chamadas do serviço psiquiátrico de emergência perguntam, na rodada inicial, "Como é seu nome?", a pessoa que liga pode (nessa situação delicada) não responder livremente e, por sua vez, perguntar "Por quê?" (talvez se sentindo envergonhada ou despreparada para revelar essa informação pessoal). Ou, se o respondente simplesmente disser "Olá" ao atender o telefone, quem telefona pode fazer uma saudação similar de volta, continuar dizendo o motivo do telefonema e desviar-se da oportunidade de revelar um nome. Em comparação, se o respondente der seu nome na saudação de início, isso oferece uma brecha natural para que quem telefona responda com o seu. Mas se, por exemplo, a pessoa que ligou pedir ao respondente que repita sua saudação de início (talvez não tenha escutado), ela própria pode nunca dar um nome. Assim, por meio da exploração dessas alternativas e suas conseqüências, pode-se considerar que a saudação de início pelo provedor do serviço influencia a resposta que o interlocutor oferece. Tais informações sobre a formulação das saudações de início podem ser extrapoladas para outras formas de encontros sociais e institucionais. Também estimulam a investigação de outras circunstâncias que demandam como, onde e se as pessoas revelam informações que possam ser cruciais, por exemplo, para seu atendimento efetivo.

Os princípios da análise de conversação

O estudo de Sacks demonstra os três princípios fundamentais da AC:
1 Palavras faladas e comportamentos não-verbais desempenham ações sociais que estão ligadas às atividades mais ampliadas de um encontro (por exemplo, descobrir o nome de uma pessoa).
2 Ações faladas e não-verbais personificam rodadas dos participantes ao conversarem, e essas rodadas estão conectadas em seqüências, de tal modo que o que um participante diz e faz é gerado por, e depende, do que o outro participante diz e faz (por exemplo, como quem telefona responde à saudação feita pela pessoa para quem telefonou).
3 Esses padrões de alternância e seqüência recorrem através de instâncias e exibem padrões estáveis (por exemplo, a formulação da saudação de início feita a diferentes pessoas que ligam trará uma resposta particular recorrente em troca).

Conduzindo um estudo com AC em um ambiente de atenção à saúde

Um pesquisador que utilize a AC começa por registrar interações que ocorrem naturalmente entre duas ou mais pessoas. Em um ambiente de atenção à saúde, o registro é mais comumente (mas não exclusivamente) feito em consultas face a face no escritório ou no consultório.

O número e a variedade de consultas registradas dependem dos objetivos da pesquisa e dos recursos disponíveis; mas, falando de modo geral, um estudo com AC coletará múltiplos exemplos (talvez 20, talvez 200) de um tipo de consulta entre um ou mais tipos de pacientes e de profissionais de saúde. Isso permite que aspectos da comunicação, padrões de alternância e padrões seqüenciais (por exemplo, além do estilo comunicativo de um profissional de saúde individual e entre diferentes tipos de consulta) recorrentes e suas variações sejam identificados.

Também é preciso decidir como registrar. A gravação em vídeo permite que gestos e posturas corporais sejam observados; entretanto também levanta questões práticas e éticas relativas à intromissão da câmera e o consentimento dos participantes (ver Capítulo 6).

O primeiro passo no processo de análise é assistir e escutar repetidamente as gravações. Isso permite que o pesquisador se familiarize com os dados brutos, identifique aspectos dignos de nota e colete exemplos de padrões recorrentes. Esse processo de escuta e visualização é ajudado pela elaboração de uma transcrição que inclua aspectos como intensidade do som, ritmo, intervalos marcados na conversa e detalhes de direção e postura do olhar (ver descrição de algumas anotações de AC no Quadro 5.1).

As observações iniciais podem se referir, por exemplo, à saudação de início da consulta, à seqüência da conversa que leva a informações sobre o diagnóstico, ao fraseado de uma opção de tratamento ou aos gestos que invocam o uso de um computador na interação paciente-profissional.

Essas observações são então refinadas por meio de uma descrição detalhada da alternância e das seqüências e da exploração de suas conseqüências interacionais específicas. Os casos desviantes também são investigados. Casos de "resistência" dos participantes a determinado formato de atividade (por exemplo, negar-se a responder a uma pergunta ou continuar a falar sobre um tópico anterior frente a uma marcada mudança de assunto) podem atestar o *design* característico daquela atividade e ajudar a revelar a orientação dos participantes em sua direção. Esse processo analítico requer atenção firme e repetida aos registros reais, bem como às transcrições.

> **Quadro 5.1** Aspectos selecionados do sistema de anotação de transcrições da AC
>
> | | |
> |---|---|
> | [ ] | Colchetes marcam o ponto em que uma palavra em andamento é seguida por outra e onde a sobreposição termina |
> | = | Sinal de igualdade mostra que uma palavra continua diretamente a partir de uma palavra prévia |
> | : | Dois pontos indicam a extensão do som ou da sílaba que se segue |
> | °° | Sinais de grau denotam uma fala que é mais baixa do que a conversa circundante |
> | hhh | Aspiração audível |
> | .hhh | Inalação audível |
> | > < | Fala emitida em um ritmo mais rápido do que a conversa circundante |
> | ↑ ↓ | Marcada elevação/diminuição do tom de voz |
>
> Adaptado de Jefferson [5].

Aplicações da pesquisa com AC na atenção à saúde

Nos últimos anos, a AC avançou significativamente na compreensão de como a atenção à saúde é prestada por profissionais de saúde e recebida por pacientes. Muito do progresso que foi feito é atribuível ao princípio da análise comparativa. A pesquisa com AC na atenção à saúde compara a comunicação "institucional" com a conversação diária [6], para revelar as regras e práticas particulares que governam as consultas de atendimento à saúde. Os benefícios dessa abordagem comparativa foram ilustrados anteriormente com referência a Sacks [4], sendo que mais exemplos são detalhados a seguir.

Os exemplos seguintes ilustram os tipos de atividades de atenção à saúde investigados pela pesquisa com AC: o início das consultas [7]; os "comentários" dos médicos durante o exame físico [8]; as explicações dos pacientes sobre suas doenças [9]; e a coordenação da conversa com atividades não-verbais durante as consultas [10]. Dois estudos em particular ajudam a ilustrar os tipos de achados gerados pela AC e suas implicações para a pesquisa e a prática em atenção à saúde. Um estudo é referente ao diagnóstico; o outro, ao tratamento.

Maynard [11] identificou a chamada série de demonstração de perspectiva como um meio de comunicar o diagnóstico. Os médicos podem apresentar seus diagnósticos imediatamente ou podem fazê-lo "indiretamente" por meio da "série de demonstração de perspectivas", incorporando, com isso, a perspectiva de cuidador ou de paciente por meio de uma seqüência de três rodadas:

1 convite à demonstração de perspectiva do médico;
2 resposta ou avaliação do paciente/do cuidador; e
3 relato e avaliação do médico.

A partir dessa representação esquemática, pode-se observar que essa série oferece potencial para que o médico acomode a perspectiva do paciente/do cuidador sobre a situação (rodada 2) no relato do diagnóstico que segue (rodada 3). Considere o seguinte extrato do estudo de Maynard (ver Quadro 5.2). O extrato origina-se da gravação de uma consulta entre uma mãe e um médico em um consultório para crianças com dificuldades de desenvolvimento. Nessa consulta o médico apresenta o diagnóstico da dificuldade da criança. O médico começa perguntando à mãe como ela considera a dificuldade de seu filho (linha 1). A mãe é assim convidada a apresentar sua perspectiva sobre o problema do filho. Em resposta (nas linhas 3-7), ela relata que as dificuldades de seu filho estão relacionadas à compreensão dos outros e à falta de inteligibilidade de sua própria fala. O médico força a resposta da mãe perguntando-lhe por que ela acha que seu filho tem essas dificuldades (linhas 10-11). A mãe responde que não tem a menor idéia. O médico então começa a formular o diagnóstico clínico do problema da criança (linhas 14-29) e mostra como esse diagnóstico segue a linha do que a mãe apresentou ("basicamente concordamos com você em alguns pontos...", linhas 14-15). Ele faz referência explícita a cada uma das dificuldades que a mãe identificou e as reformula ("o principal problema do Dan... realmente... envolve a linguagem... tanto... para conseguir entender o que é dito para ele... como para expressar... seus pensamentos").

Esse exemplo demonstra como a fala dos médicos cria um ambiente favorável para dar notícias difíceis ao atrair os pais e raciocinar conforme suas perspectivas. Nesse exemplo, o processo parece relativamente direto. Mas um pai ou uma mãe pode, em resposta ao convite, tomar uma posição do tipo "sem problema". O uso da "série de demonstração de perspectivas" oferece maneiras de dar a volta nisso – o médico pode (como em outro dos exemplos de Maynard) começar perguntando "Como vai o Bobby?" e, então, como no exemplo acima, reformular partes da resposta dos pais para introduzir o diagnóstico de um problema. Esse formato de apresentação em particular também oferece outras possibilidades – na terceira rodada, o médico pode aperfeiçoar o diagnóstico ou, alternativamente, nos casos em que os pais não parecem receptivos ao diagnóstico, voltar atrás a partir de uma formulação inicial para produzir outra mais aceitável para os pais. Assim, por meio da "série de demonstração de perspectivas", os médicos podem gradualmente revelar o diagnóstico alinhados com as perspectivas dos pais ou dos pacientes. Esse é um processo que o formato alternativo de apresentação – declaração direta – não permite.

Quadro 5.2		Exemplo da série de demonstração de perspectiva
1	Dr:	O que você vê? Como– como (0,5) sua dificuldade.
2		(1,2)
3	Mãe:	Principalmente sua hummm: (1,2) o fato de que ele
4		não compreende tudo. (0,6) e
5		também o fato de que sua fala (0,7) é muito
6		difícil de entender o que ele está dizendo (0,3)
7		muita[s ve]zes
8	Dr:	[certo]
9		(0,2)
10	Dr:	Você tem alguma idéia *por q:ue* é assim? Você é:
11		V[oc]ê? h
12	Mãe:	[Não]
13		(2,1)
14	Dr:	.h tudo bem eu (0,2) você sabe que penso que *ba*sicamente
15		(.) concordo com você de alguma maneira: (0,6).hh
16		de modo que pensamos que (0,3) o princip*al* problema (0,4)
17		do Dan.h você sabe que: envolve você
18		lin*gua*gem conhecida.
19		(0,4)
20	Mãe:	Ahn
21		(0,3)
22	Dr:	você conhece as duas (0,2) você conhece suas – (0,4) de
23		ser capaz de compre*ender* você sabe o que é dito para
24		ele (0,4).h e também com certeza ser
25		capaz de expre*ssar*:: (1,3) você conhece seus hum seus
26		pensamentos
27		(1,1)
28	Dr:	.hh uh:m (0,6).hhh em geral seu
29		desenvolvimento...

O segundo exemplo é a pesquisa de Stivers [12] sobre a decisão de prescrever antibióticos em consulta dos pais com o médico de seus filhos. Ela identifica quatro maneiras pelas quais os pais resistem e formatam as recomendações terapêuticas dos médicos e os pressionam a prescrever antibióticos para seus filhos. Duas delas, pedidos abertos de antibióticos e afirmativas explícitas de desejo de antibiótico, eram relativamente incomuns em seus dados. Era mais comum que os pais defendessem indiretamente o uso de antibióticos, seja pela simples pergunta sobre eles ou ao mencionarem uma experiência passada com seu uso. Eis aqui um exemplo (ver Quadro 5.3): a mãe já apresentou o problema da criança, e, na linha 1, o médico começa o exame físico.

A declaração da mãe (linhas 4-5, 9) de que sua filha teve um problema semelhante anteriormente que foi tratado com antibióticos denota sua posição de que a doença atual é similar e, assim, requer o mesmo tratamento. Ao declarar isso no início do exame físico, a mãe apresenta sua informação como se potencialmente afetasse a recomendação terapêutica do médico. Este inicialmente não responde, mas examina a garota (linhas 10-12). Ele continua a fazê-lo concordando com a mãe ("sim") e sugerindo que a doença é similar (linhas 13-14). O médico prescreve os antibióticos. A mãe não solicitou explicitamente que fossem receitados antibióticos nem afirmou sua preferência por eles. Ela simplesmente ofereceu informações. Por essa via indireta e sutil, a fala da mãe influencia a decisão de prescrever que o médico toma.

Esses dois exemplos demonstram como a investigação dos detalhes da interação entre pacientes e profissionais da atenção à saúde não só informa a compreensão dos processos de comunicação nas consultas como também po-

---

Quadro 5.3 Pressão dos pais por antibiótico por meio da menção de experiência passada

1	Dr:	Então:– Vamos humm escutar seu peito,
2	Mãe:	(Tudo bem),
3		(.)
4	Mãe:	Eu lembro que ela– ela:=humm tinha uma coisa parecida:
5		em dezembro?
6	Dr:	Ahn,
7		(0,5)
8	Pac:	Hhh. =.h
9	Mãe:	(n') Ela tomou antibiótico.
10		(1,0)
11	Dr:	Dudu. ((para a garota))
12	Pac:	Ksh:::::,uh.
13	Dr:	Sim: Bem, eu *a*cho que ela provavelmente teve:= um tipo
14		parecido de coisa, sabe [algum tipo de uma-
15	Mãe:	[Ahn hu*m*:,
16		.hh uh: infecção respiratória no peito, como
17		hum bronquite na'-

tencialmente possui conseqüências para a prestação do atendimento à saúde e para a prática de comunicação dos profissionais.

A pesquisa de Maynard [11] demonstra uma estratégia seqüencial para dar a notícia de diagnósticos delicados, por meio da qual os médicos podem recrutar a participação do paciente/do cuidador na construção do diagnóstico. Um recurso semelhante se encontra na conversação; mas na conversação as notícias contadas na segunda rodada podem então ser elaboradas pelo receptor na terceira rodada. Em consultas de atendimento à saúde, a convergência das perspectivas do paciente e do médico é ativamente gerenciada por este último, que, na terceira rodada da seqüência, sempre comunica seu diagnóstico. O estudo de Maynard ilustra uma referência em que a participação do paciente está intimamente conectada às maneiras como os profissionais de saúde organizam sua fala.

Stivers [12] mostra que os recursos de onde os pacientes retiram sua influência podem ser sutis. Ela descobriu que quando os pais comunicam pressão por antibióticos, os médicos podem prescrevê-los mesmo que sua adequação seja questionável. Sua pesquisa ressalta as complicações da comunicação em consultas – particularmente a "convergência problemática" entre a participação dos pais e a prescrição de antibióticos e as dificuldades para os médicos que devem "estimular e manter a participação e, ao mesmo tempo, não se render à pressão de prescrever inadequadamente".

A pesquisa com AC em conversas cotidianas demonstrou que uma pausa após uma pergunta pode indicar uma discordância ou alguma outra resistência a responder por parte de quem responde. Em consultas de atendimento à saúde, uma pausa pode indicar resistência por parte do paciente à proposição que está sendo feita. No entanto, Stivers [13] demonstra como formatos especiais de recomendações terapêuticas são menos prováveis de encontrar resistência dos pacientes do que outras. Seus achados são significativos, dados os limitados recursos de comunicação que os pacientes possuem à disposição e à tendência por detalhes de comunicação a serem desconsiderados na pesquisa e na prática em atenção à saúde.

Conclusão

Este capítulo introduziu os princípios básicos da AC e demonstrou como eles têm sido aplicados à pesquisa em atenção à saúde. Os exemplos apresentados ilustram a variedade de estudos de AC e sua contribuição para a compreensão dos detalhes da comunicação no atendimento à saúde e as várias atividades às quais serve. A AC fornece um meio para investigar a interação paciente-profissional de forma direta e relativamente naturalista (ver Capítulo 1 para uma discussão do naturalismo na pesquisa qualitativa). Não se baseia em relatos retrospectivos e, como o pesquisador não está fisicamente presente, os dados brutos não são estruturados pelo pesquisador no momento de sua criação, exceto na seleção inicial de qual interação estudar. Assim, oferece algo distinto de outros métodos qualitativos, como a entrevista semi-estruturada, o grupo focal ou a observação, nos quais o impacto do pesquisador é mais óbvio. Como resultado, a AC pode oferecer um forte complemento quando combinada com esses outros métodos.

A AC é um método que descreve cuidadosa e sistematicamente os detalhes da interação social, por exemplo, entre pacientes, cuidadores e profissionais de saúde. Essa é uma tarefa exigente. Assim, a AC não deve ser considerada fácil (treinamentos são oferecidos em centros no Reino Unido e no exterior). Mas oferece uma riqueza de *insights* sobre a organização da comunicação em consultas, sobre os trabalhos na atenção à saúde e sobre as experiências de pacientes e profissionais de saúde.

Leitura adicional

ten Have P. *Doing Conversation Analysis: A Practical Guide:* SAGE, London, 1999.

Referências

1. Drew P, Chatwin J & Collins S. Conversation analysis: a method for research in health care professional-patient interaction. *Health Expectations* 2001; **4/1:** 58-71.
2. Peräkylä A. Conversation analysis: a new model of research in doctor-patient communication. *Journal of the Royal Society of Medicine,* 1997; **90:** 205-208.
3. Levinson SC. *Pragmatics.* Cambridge University Press, Cambridge, 1983.
4. Sacks H. *Lectures on Conversation,* Edited by Jefferson G, vols. I and II. Blackwell Publishing, Oxford, 1992.
5. Jefferson G. Transcript notation. In: Atkinson JM & Heritage J, eds. *Structures of Social Action: Studies Conversation Analysis.* Cambridge University Press, Cambridge, 1984: ix-xvi.
6. Drew P & Heritage J, eds. *Talk at Work: Interaction in Institutional Settings.* Cambridge University Press, Cambridge, 1992.
7. Gafaranga J & Britten N. 'Fire away': the opening sequence in general practice consultations. *Family Practice* 2003; **20:** 242-247.
8. Heritage J & Stivers T. Online commentary in acute medical visits: a method of shaping patient expectations. *Social Science and Medicine* 1999; **49:**1501-1517.
9. Gill VT. Doing attributions in medical interaction: patients' explanations for illness and physicians' responses. *Social Psychology Quarterly,* 1998; **61:** 342-360.
10. Heath C. *Body Movement and Speech in Medical Interaction.* Cambridge University Press, Cambridge, 1986.

11. Maynard DW. On clinicians co-implicating recipients' perspective in the delivery of diagnostic news. In: Drew & Heritage J, eds. *Talk at Wolk: Interaction in Institutional Settings*. Cambridge University Press, Cambridge, 1992: 331-358.
12. Stivers T. Participating in decisions about treatment: overt parent pressure for antibiotic medication in pediatric encounters. *Social Science and Medicine* 2002; **54:** 1111-1130.
13. Stivers T. Non-antibiotic treatment recommendations: delivery formats and implications for parent resistance. *Social Science and Medicine* 2005; **60:** 949-964.

Capítulo 6
Aspectos éticos

Dawn Goodwin

Este capítulo examina três aspectos éticos que são particularmente importantes na realização da pesquisa qualitativa: o anonimato, a confidencialidade e o consentimento informado. Rotineiramente os pesquisadores qualitativos dão aos participantes garantias de anonimato, ainda que, na prática, o anonimato completo seja difícil de alcançar. É necessário, portanto, repensar o nível de anonimato que pode ser obtido e como consegui-lo. Similarmente, os participantes podem ser avisados de que qualquer informação que revelarem permanecerá confidencial, embora, na pesquisa qualitativa, em comparação com a pesquisa quantitativa, as respostas dos indivíduos respondentes – freqüentemente suas palavras exatas – sejam reproduzidas. Dito isso, o que significa, então, manter a confidencialidade? Por fim, o consentimento informado tem sido considerado como central à conduta ética da pesquisa, mas, novamente, o quão "informado" pode ser o consentimento informado? Como ele é alcançado em um estudo qualitativo que evolui conforme progride e no qual a significância da informação pode se tornar clara somente à medida que o estudo é desenvolvido?

Anonimato

No início de um projeto de pesquisa, mudar os nomes dos participantes e ocultar o local da pesquisa pode parecer um meio direto de proteger a identidade dos participantes [1]. Contudo, o nível de detalhamento necessário para apoiar e situar as afirmativas da pesquisa qualitativa, o uso de um único ambiente ou um pequeno número de ambientes e o número relativamente pequeno de participantes envolvidos freqüentemente complicam o simples anonimato. Punch argumentou que, como muitas instituições e figuras públicas são quase impossíveis de serem disfarçadas, sua cooperação na pesquisa pode incorrer em certo grau de exposição. A tendência dos pesquisadores para escolher locais de pesquisa próximos às suas instituições acadêmicas pode facilmente abalar o uso de pseudônimos para organizações e indivíduos [2]. Essas observações se aplicam à pesquisa em ambientes de atenção à saúde. Por exemplo, o estudo de um hospital próximo ao local de trabalho do pesquisador, ou de um grupo de especialistas, pode ser facilmente deduzido por um leitor curioso de um relatório ou artigo.

Richards e Schwartz [3] argumentam que problemas de anonimato permeiam cada nível da pesquisa. As transcrições de entrevistas contêm múltiplas indicações da identidade de uma pessoa – seu nome, detalhes de emprego, lugar de moradia e eventos que ocorreram na sua comunidade. Isso pode parecer um ponto óbvio e talvez supérfluo se o anonimato só for necessário em relatos publicados, mas o anonimato dos participantes nos estágios iniciais da pesquisa torna-se significativo na condução de uma equipe de pesquisa. Na atenção à saúde, particularmente, pode ser útil que se tenha "pessoas internas" como co-pesquisadores, já que membros da comunidade que está sendo estudada podem resolver problemas de acesso; também estão familiarizados com as demandas de um ambiente clínico; compreendem a nomenclatura; e podem ser úteis na elucidação de pontos de compreensão clínica. Aqui, garantias de anonimato podem aliviar o potencial desconforto de um colega de ser "espiado" [4]. Entretanto, quando o pesquisador é familiarizado demais com o ambiente, uma simples troca de nome é insuficiente para ocultar a identidade do participante. Em alguns casos, tantos detalhes deveriam ser trocados que os dados perderiam o sentido. Richards e Schwartz ressaltam que os participantes freqüentemente serão conhecidos para a pessoa que realizar as transcrições se, de novo vale considerar, for utilizado um serviço local de transcrições ou talvez a secretaria do departamento para essa tarefa. Mesmo depois que processos de produção de anonimato são aplicados, citações, maneirismos do discurso e o contexto podem fornecer informações suficientes para identificar os participantes, e nem sempre é fácil para o pesquisador prever quais dados levariam à identificação [3].

Parece inevitável que, quando um pequeno número de participantes é recrutado de um local de pesquisa, qualquer associação de profissionais com o pesquisador sugeriria que eles participaram na pesquisa. Ainda mais quando a pesquisa necessariamente apresenta as circunstâncias e os eventos que deram sentido à vida de um indivíduo, e isso faz a diferença de outras vidas, (por exemplo, em história de vida e narrativas), as identidades não são tão facilmente disfarçadas por pseudônimos. Todos esses fatores dificultam a preservação do anonimato e levaram alguns [5] a questionarem se o padrão ético esperado de completo anonimato e confidencialidade é adequado ou mesmo factível para todas as formas de pesquisa.

Assim, antes de se comprometer com o anonimato junto aos participantes da pesquisa, deve haver alguma consideração quanto ao nível de anonimato que pode ser alcançado. Isso significa fazer perguntas sobre a pesquisa como: Em que medida o local da pesquisa pode ser adequadamente disfarçado? É suficientemente "típico" para que um pseudônimo seja efetivo, ou o projeto da pesquisa deveria ser adaptado para incluir mais de um local? Mesmo um curto período de tempo de coleta de dados comparativos em um sítio adicional pode ajudar a mascarar o local que está sendo descrito, bem como a identidade dos indivíduos que originaram os dados. Em relação aos participantes, pode ser necessário considerar se o anonimato durante a coleta e análise dos dados é necessário e se é possível, visto que um pseudônimo com freqüência não é suficiente. Pode ser possível negociar a revelação de informações e identidades com os envolvidos na pesquisa, mas às vezes é necessário tomar decisões difíceis a respeito do que não relatar, quando, ao fazê-lo, comprometer-se-ia o anonimato dos participantes de forma que pudesse prejudicá-los.

Confidencialidade

A garantia da confidencialidade como a principal salvaguarda contra a invasão de privacidade na pesquisa tem sido debatida [2]. Entretanto é necessário primeiro questionar o que significa a confidencialidade na pesquisa qualitativa. Como Richards e Schwartz [3] ressaltam, o termo "confidencialidade" possui diferentes sentidos para profissionais e pesquisadores da atenção à saúde. Para profissionais dessa área, a confidencialidade exige que nenhuma informação pessoal seja passada, exceto em circunstâncias excepcionais; porém, para pesquisadores, "o dever da confidencialidade é menos claro" [3: 138]. Existe um perigo ao combinar confidencialidade e anonimato. Manter algo confidencial é mantê-lo em segredo [6]. Assim, enquanto o uso de pseudônimos pode proteger a identidade dos participantes, não necessariamente significa que o que eles disserem será mantido em segredo. É fundamental que o pesquisador seja claro no início quanto ao significado da confidencialidade no contexto da pesquisa qualitativa. Isso envolve explicar os tipos de resultados que podem ser esperados do estudo. Pode ajudar a esclarecer os limites da confidencialidade – por exemplo, o pesquisador pode ser capaz de confirmar que as observações feitas por um enfermeiro não sejam relatadas ao seu colega ou chefe que também é respondente, mas não pode garantir que citações textuais (adequadamente tornadas anônimas) não apareçam no relatório final. Muitos pesquisadores possibilitam que os participantes vejam e, com freqüência, aprovem os dados em estágios diferentes – por exemplo, dando-lhes oportunidade de ver as transcrições e excertos destinados a serem usados em relatórios finais. Isso pode ajudar a evitar surpresas e descontentamentos quando comentários "confidenciais" dos participantes chegarem a publicações das pesquisas, particularmente para respondentes que não estejam familiarizados com pesquisa qualitativa.

Uma dificuldade freqüente encontrada na pesquisa qualitativa é que, mesmo quando o pesquisador registra abertamente os dados, como nas entrevistas, os participantes ainda podem optar por fazer confidências ao pesquisador, iniciando suas revelações com observações como "somente entre nós", ou podem requerer que o pesquisador "desligue o gravador" antes de continuar [4]. Evidentemente, o participante quer que o pesquisador seja informado, mas também que essa informação seja mantida em segredo. A abordagem de Burgess para situações como essa era que, embora a informação não pudesse ser utilizada diretamente, tais "dados" poderiam informar a compreensão do pesquisador a respeito de outras situações – situações que poderiam ser citadas. Um problema similar aparece na pesquisa observacional e na forma de documentário quando o pesquisador pode ter acesso a documentos marcados como "confidenciais". Mais uma vez, embora esses documentos possam informar a análise, não podem ser diretamente citados ou referidos [4].

Ainda mais ambíguas são aquelas ocasiões em que o pesquisador está "a serviço" de forma menos óbvia. Por exemplo, durante um estudo observacional de trabalho de atendimento à saúde, pode haver oportunidades para interagir com profissionais em ambientes menos formais durante intervalos para refeições ou ocasiões sociais. Conversas ocasionais podem ser encaradas pelos participantes como "lubrificante" entre eventos de pesquisa em vez de parte da pesquisa em si. Uma preocupação freqüente na pesquisa etnográfica é como manejar informações acumuladas informalmente dessa maneira [7]. Dingwall [8] relembra as dificuldades nas quais incorreu quando os participantes se deram conta de que a coleta de dados resultou no registro de eventos informais "de bastidores", bem como de comportamento em ambientes mais formais. Os participantes acharam difícil conectar eventos e comportamento na esfera informal com o tema da pesquisa anunciado. Para Dingwall, o assunto era "a moralidade de usar afirmativas descuidadas e... o potencial para relações exploradoras" [8: 882]. Essas tensões são particularmente agudas na pesquisa etnográfica uma vez que os participantes podem esquecer que a pesquisa está acontecendo quando ficam conhecendo o etnógrafo como uma pessoa [7]. Os etnógrafos podem exacerbar essa tensão ao construir ativamente uma relação com os participantes em uma tentativa de minimizar a reatividade [7] ou o efeito Hawthorne, que claramente limita a confidencialidade no sentido de manter a privacidade. Ao construir uma relação, o pesquisador pode ser visto como um aliado ao se engajar no exame do trabalho da profissão ou da comunidade, mas "espera-se que aliados guardem segredos e respeitem fronteiras de privacidade entre o público e o privado" [9: 322] mesmo que os pesquisadores possam querer expor esses mesmos segredos e fronteiras.

O Quadro 6.1 descreve uma situação em que a confidencialidade foi problemática, apesar de a pesquisadora registrar abertamente as anotações de campo. O incidente propiciou deliberações a respeito de como delinear as fronteiras da confidencialidade. Esse tipo de decisão não é excepcional, e sim comum a toda pesquisa qualitativa, sendo enfrentado não só no início dos projetos de pesquisa mas também no seu decorrer. É um exemplo dos "dilemas do dia-a-dia" [10] que os pesquisadores enfrentam. Quando abordar a confidencialidade na pesquisa qualitativa, o pesquisador pode precisar considerar a diferenciação entre tipos de dados – os que podem ser publicados, os que circulam entre co-pesquisadores e, ocasionalmente, os que deveriam ser guardados em um diário de campo pessoal.

Quadro 6.1 Privacidade e consentimento [11]

Durante a observação, a pesquisadora, antigamente uma enfermeira anestesista, está abertamente fazendo anotações de campo no auditório de operações, observando o anestesista trabalhar. Outro anestesista chega, e ambos começam o que denominam uma "conversa confidencial" na presença da pesquisadora. A conversa refere-se a outro membro da equipe de anestesia que não está presente. As questões levantadas por esse episódio incluem: uma "conversa confidencial" deveria ser mantida em segredo ou anotada como um dado adicional? Revelar o conteúdo da conversa aos outros pesquisadores quebraria a confidencialidade? Quais eram os riscos de que a divulgação dessa conversa prejudicasse os indivíduos envolvidos? Os participantes (seus ex-colegas) confiavam que a pesquisadora seria discreta e delimitaria uma linha entre o público e o privado?

No evento, a pesquisadora decidiu não anotar nada a respeito do conteúdo da conversa, mas registrar em anotações de campo as questões levantadas por esse evento. A situação (mas não o conteúdo da conversa) foi posteriormente discutida pela equipe de pesquisa, e houve concordância de que a conversa deveria ser mantida em segredo.

Consentimento informado

O consentimento informado "tornou-se um cânone virtual da ética e da pesquisa em todos os campos" [10: 184]. Contudo isso não significa que o consentimento informado seja sempre direto. O principal problema para pesquisadores qualitativos reside na especificação com antecedência de quais dados serão coletados e como serão usados [4,12]. Durante as entrevistas, por exemplo, os usos potenciais dos dados nem sempre estão claros, já que a própria natureza da pesquisa qualitativa significa que temas inesperados podem emergir durante a análise [3]. Para a pesquisa etnográfica existe o problema adicional de realizar a pesquisa em ambientes que ocorrem naturalmente e, portanto, possuindo pouco ou nenhum controle sobre quem adentra no campo de pesquisa e quando [7]. Como Dingwall reconhece, "tantas pessoas são encontradas casualmente que é impraticável obter o consentimento de cada uma delas e em cada ocasião sem causar total perturbação" [8: 878]. Podem surgir situações nas quais não existe oportunidade para apresentações e onde os outros participantes não oferecem nenhuma explicação na presença de um pesquisador [4]. Uma maneira de abordar esse assunto é ser tão explícito quanto possível ao registrar os dados [8]. Embora longe de ser infalível (como mostra o Quadro 6.1), o registro aberto das anotações de campo permite que os participantes estimem por si mesmos o que acharem apropriado constar "no registro".

Entretanto, como Hammersley e Atkinson reconhecem, "mesmo operando de maneira aberta, os etnógrafos raramente dizem para *todas* as pessoas que estão estudando *tudo* sobre a pesquisa" [7: 265, itálico no original]. Existem várias razões para isso, algumas das quais já mencionadas aqui: inicialmente pode deliberadamente faltar especificidade ao projeto da pesquisa; com freqüência é difícil prever antecipadamente e com precisão que dados tornar-se-ão significativos; e pode não ser possível ou adequado interromper a rotina de trabalho do ambiente de pesquisa. Todos esses fatores contribuem para a falta de oportunidade para transmitir os detalhes da pesquisa aos participantes. Mas, mesmo quando as perguntas e as estratégias da pesquisa forem esclarecidas, ainda existe o risco do comportamento dos participantes ser afetado pela explicação exata do que será estudado [7]. Mais ainda, a fim de minimizar a perturbação e permanecer de bem com o participante, o pesquisador pode refrear suas opiniões ou concordar com a visão do participante [7,8]. Como assegura Dingwall, algum nível de "gerenciamento da impressão" é sempre necessário [8].

Um problema adicional na pesquisa em atenção à saúde é encontrado por aqueles pesquisadores que também são profissionais de saúde. Ao pesquisarem em ambientes de atendimento à saúde, observarem a prática ou conversarem sobre os serviços, esses pesquisadores podem enfrentar o dilema adicional sobre se devem intervir e quando no caso de testemunharem atitudes ou práticas menos do que ótimas [8] (ver exemplos no Quadro 6.2). Field [13] reconhece a dificuldade para um pesquisador que também seja membro da comunidade que está sendo estudada de recuar e observar o ambiente sob uma perspectiva de pesquisa. Ela reconhece que "Enfermeiros não acham fácil sentarem-se em um canto e não fazerem nada, particularmente em uma área que esteja lotada e que eles conhecem bem" [13: 94]. Essa dificuldade pode ser exacerbada quando colegas ou pacientes, atuando como participantes da pesquisa, conhecem o pesquisador como profissional e não diferenciam entre os dois papéis. O paciente pode esperar que o pesquisador não permita que nada inconveniente ocorra [13]. Além disso, se o pesquisador somente observar, pode se sentir implicado em alguma má prática observada.

O propósito de delinear essas circunstâncias e obstáculos não é reduzir o consentimento informado a um meio para alcançar uma prática de pesquisa ética; ao apreciar tais restrições e contingências práticas, o objetivo é alertar o pesquisador sobre o fato de que a obtenção do consentimento informado na pesquisa qualitativa não pode ser realizada pela produção mecanicista de um formulário de consentimento assinado no início da pesquisa [10,12]. "Consentimento informado, em sua interpretação mais completa, significa abertura e revelação aos participantes, com modelos de pesquisa que sejam colaborativos" [10, 190]. Alcançar isso demanda uma contínua negociação dos termos de concordância à medida que a pesquisa evolui [3, 12]. O ponto saliente é que a obtenção do consentimento informado na pesquisa qualitativa não é uma ação feita de uma vez e para sempre. Pode ser que, para os participantes cujo papel na pesquisa for passageiro e transitório, uma única introdução breve e honesta, delineando as perguntas de pesquisa, a estratégia para coleta dos dados e os objetivos gerais da pesquisa, seja suficiente; já para aqueles cujo engajamento

---

Quadro 6.2 Dilemas do profissional de saúde como pesquisador [11]

Durante uma sessão de observação, a pesquisadora, uma enfermeira certificada, observa que a pressão sangüínea do paciente caiu e que a infusão de fluido se esgotou. O fim da infusão anestésica era iminente. A pesquisadora deveria, nesse caso, agir como enfermeira alertando o anestesista? A presença de outros cuidadores do paciente (enfermeiros e anestesistas) libera a pesquisadora das responsabilidades como enfermeira?

na pesquisa seja prolongado, que tenham contribuído significativamente para o progresso do estudo, repetido discussões, apresentações e relatórios de evolução, pode ser necessário tanto informá-los adequadamente como manter seu interesse continuado no sucesso do estudo.

Prática ética

Este capítulo discutiu os três aspectos éticos decisivos para a condução da pesquisa qualitativa. Alguns aspectos éticos podem ser antecipados e o estudo projetado de acordo, mas muitos "dilemas do dia-a-dia" [10] desenvolver-se-ão imprevisivelmente durante o curso da pesquisa. Estes, observa Punch, "freqüentemente devem ser resolvidos *situacionalmente* e mesmo espontaneamente, sem o luxo de ser capaz de primeiro consultar um colega mais experiente" [2: 84] ou mesmo esmiuçar cláusulas dos códigos de prática ética (por exemplo, aqueles dos *sites* British Sociological Association e Social Research Association, detalhados no final deste capítulo). Muitos comentaristas reconhecerám que, embora seja possível prescrever um conjunto de princípios éticos abstratos, a aplicação dessas regras e que ações constituir após as mesmas pode não estar particularmente claro na complexidade do campo [2,4,7]. Da mesma forma, Fluehr-Lobban sugere que o valor dos códigos de prática ética é antes educativo que adjudicativo [10].

A natureza "emergente" dos estudos qualitativos requer que o pesquisador renuncie a algum grau de controle sobre aspectos como os lugares e épocas da coleta de dados, os temas que se tornam importantes e os tópicos que os participantes trazem para a pesquisa. Aceitar isso significa que, às vezes, pode não ser possível ou desejável evitar agir de formas que contrariem os valores expressos nos códigos de prática ética [7]. Como Hammersley e Atkinson ressaltam, "com freqüência os valores entram em conflito, e suas implicações para o que for legítimo e ilegítimo em situações particulares é, pelo menos potencialmente, sempre assunto para uma disputa razoável" [7: 280]. Reconhecer que com freqüência é impossível determinar o equilíbrio entre benefício e risco antes da realização de uma pesquisa é aceitar que a ética é um processo [14]. Da mesma forma, uma revisão dos problemas e dilemas éticos deveria estar no âmago da prática reflexiva em pesquisa [4]. A pesquisa qualitativa, em todos os sentidos, é cuidadosamente negociada, e a prática ética é mais um processo do que um desfecho; não pode ser determinada apenas pelo pesquisador, mas é alcançada por meio de negociações com participantes à luz das contingências de fazer pesquisa em ambientes especiais.

Leitura adicional

British Sociological Association (BSA). *Statement of Ethical Practice*. www.britsoc.org.uk/about/ethic.htm

Social Research Association (SRA). *Ethical Guidelines*. http://www.thesra.org.uk/ethicals.htm

Green J & Thorogood N. Responsibilities, ethics and values (Chapter 3). In: Green J & Thorogood N, eds. *Qualitative Methods for Health Research*. SAGE, London, 2004.

Referências

1. Fetterman DM. *Ethnography Step by Step*. SAGE, Newbury Park, 1989.
2. Punch M. Politics and ethics in qualitative research. In: Denzin NK & Lincoln YS, eds. *Handbook of Qualitative Research*. SAGE, Thousand Oaks, 1994: 83-97.
3. Richards HM & Schwartz LJ. Ethics of qualitative research: are there special issues for health services research? *Family Practice* 2002; **19**: 135-139.
4. Burgess RG. Grey areas: ethical dilemmas in educational ethnography. In: Burgess RG, ed. *The Ethics of Educational Research*. The Falmer Press, New York, 1989: 60-76.
5. Boman J & Jevne R. Ethical evaluation in qualitative research. *Qualitative Health Research* 2000; **10**(4): 547-554.
6. *Oxford English Dictionary*, 10th edn. Oxford University Press, Oxford, 1999.
7. Hammersley M & Atkinson P. *Ethnography*, 2nd edn. Routledge, London, 1995.
8. Dingwall R. Ethics and ethnography. *Sociological Review* 1980; **28**(4): 871-891.
9. de Laine M. *Ethnography, Theory and Applications in Health Research*. MacLennan and Petty, Sydney, 1997.
10. Fluehr-Lobban C. Ethics. In: Bernard HR, ed. *Handbook of Methods in Cultural Anthropology*, AltaMira, Walnut Creek, 1998: 173-202.
11. Goodwin D, Pope C, Mort M & Smith A. Ethics and ethnography: an experiential account. *Qualitative Health Research* 2003; **13**(4): 567-577.
12. Hoeyer K, Dahlager L & Lynoe N. Conflicting notions of research ethics: the mutually challenging traditions of social scientists and medical researchers. *Social Science and Medicine* 2005; **61**: 1741-1749.
13. Field, PA. Doing fieldwork in your own culture. In: Morse JM, ed. *Qualitative Nursing Research: A Contemporary Dialogue*, Revised edition. SAGE, Newbury Park, 1991: 91-104.
14. Parnis D, Du Mont J & Gombay B. Cooperation or co-optation? Assessing the methodological benefits and barriers involved in conducting qualitative research through medical institutional settings. *Qualitative Health Research* 2005; **15**(5): 686-697.

Capítulo 7

Analisando dados qualitativos

Catherine Pope, Sue Ziebland e Nicholas Mays

A natureza e a escala dos dados qualitativos

Existe uma percepção amplamente sustentada de que a pesquisa qualitativa é de pequena escala. Já que tende a envolver um número menor de sujeitos ou de ambientes do que a pesquisa quantitativa, supõe-se, incorretamente, que origina menos dados do que essa última. Na verdade, a pesquisa qualitativa pode produzir vastas quantidades de dados. Como foi sugerido nos Capítulos 2-5, uma série de tipos diferentes de dados pode ser coletada durante um estudo qualitativo. Pode incluir anotações observacionais, transcrições e material documental de entrevistas e grupos focais, bem como registros do próprio pesquisador sobre idéias analíticas em andamento, perguntas de pesquisa e diário de campo, os quais fornecem uma cronologia dos eventos testemunhados e o progresso da pesquisa. Uma transcrição de uma única entrevista qualitativa gera algo entre 20 e 40 páginas de texto em espaço simples e não demora muito para que uma coleção de anotações de campo e material documental relacionado às observações de um ou dois ambientes encha uma gaveta de arquivo.

Preparação dos dados

Anotações textuais ou fitas de áudio/vídeo de entrevistas frente a frente ou grupos focais são transcritas para fornecer um registro do que foi dito. A preparação do material transcrito dependerá do nível de análise que está sendo realizada, mas, mesmo se houver intenção de analisar somente seções dos dados, recomenda-se a preservação das fitas ou dos documentos originais. A transcrição consome tempo. Cada hora de material pode demorar entre seis e sete horas para ser transcrita, dependendo da qualidade da fita e da profundidade de informação requerida. Por esse motivo, muitos pesquisadores encomendam a transcrição para serviços comerciais ou outros de secretaria. Entretanto, mesmo quando usar tais serviços, o pesquisador precisa conferir cuidadosamente cada transcrição com o registro original e isso também pode ser um processo demorado. Será útil fornecer ao transcritor uma lista de termos médicos e outros com probabilidade de aparecer nas fitas, além de exemplos claros do estilo de transcrição que você prefere. Se você planeja usar um programa de computador (ver adiante) para analisar os dados, não use fontes diferentes (por exemplo, itálico) para indicar qual participante está falando, pois elas se perderão quando os arquivos forem convertidos ao formato de texto.

A análise de conversação de material gravado em áudio requer anotações ainda mais detalhadas a respeito de uma larga variedade de aspectos da conversa estudada, e algumas das convenções para a transcrição com esse objetivo estão descritas no Capítulo 5, Quadro 5.1. Mesmo quando a pesquisa não está centrada na análise de conversa nessa profundidade, ainda é importante que os dados forneçam um registro acurado do que foi dito e feito. A contribuição de suspiros, risadas e pausas prolongadas não deve ser subestimada ao analisar conversas e, no mínimo, devem ser observadas na transcrição. A transcrição pode ser pensada como um ato de pesquisa, porque seu nível e detalhamento afetam o tipo de análise que pode ser realizada. Considere, por exemplo, como a inclusão ou exclusão de exemplos de repetição, "hummms" e "ahnnns" e o registro e a duração de risadas, gritos ou pausas pode afetar a interpretação do discurso [1].

Anotações feitas durante ou imediatamente após o trabalho observacional tornaram-se relatos descritivos detalhados das horas despendidas observando e escutando, além de participando, de eventos, interações e conversas. Esse processo de redação exige tipicamente um volume extenso de tempo, de preferência longe do ambiente de pesquisa, mas tão próximo quanto possível da época em que a observação foi feita.

A manutenção de registros meticulosos é vital tanto para entrevistas como para observações – estes são os dados brutos da pesquisa. Os arquivos de dados qualitativos nacionais na Grã-Bretanha [2] e os arquivos de narrativa de doenças produzidos por projetos qualitativos como DIPEx (*Personal Experiences of Health and Illness* – ver www.dipex.org) facilitaram a análise secundária de dados qualitativos, e isso significa que é ainda mais importante que registros completos de estudos qualitativos sejam guardados para permitir sua análise no futuro. Também é importante descobrir maneiras de preencher e armazenar os dados que facilitem sua recuperação e conhecimento. Técnicas simples, como formatos e desenhos padronizados de arquivo, juntamente com uma etiquetagem clara, permitem um rápido acesso aos dados. Também vale a pena manter um registro dos diferentes tipos de dados coletados e sua localização no arquivo ou sistema de arquivamento utilizado.

A relação entre os dados e a análise

Transcrições e anotações de campo das observações oferecem um registro descritivo, mas não podem fornecer explicações. O pesquisador deve se apropriar do sentido dos dados ao examiná-los atenciosamente e interpretá-los. Na maioria das pesquisas qualitativas, o processo analítico começa durante a fase da coleta de dados, pois os dados já coletados são analisados e inseridos ou formatam a coleta de dados em andamento. Essa análise seqüencial [3] ou intercalada [4] (ver Figura 7.1) permite que o pesquisador confira e interprete os dados que está continuamente coletando e que desenvolva hipóteses para investigações subseqüentes em coletas adicionais de dados. Comparando com métodos quantitativos, isso possui a vantagem de permitir ao pesquisador voltar e refinar questões e buscar vias emergentes de indagação em maior profundidade. Também permite ao pesquisador procurar por casos desviantes ou negativos; isto é, exemplos de falas ou eventos que vão contra proposições ou hipóteses emergentes a fim de refinar o argumento e a interpretação. Esse tipo de análise é quase inevitável na pesquisa qualitativa; já que o pesquisador está "no campo" coletando os dados, é impossível não começar a pensar sobre o que está sendo ouvido e visto.

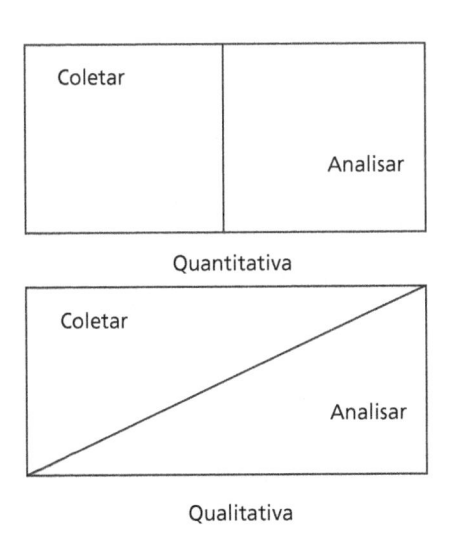

Figura 7.1 Modelos do processo de pesquisa.

Contagem e dados qualitativos

Dados qualitativos (isto é, textuais) podem ser analisados quantitativamente. A análise quantitativa de conteúdo utiliza um sistema de codificação inequívoco e predefinido, produzindo contagens ou freqüências que podem ser tabuladas e analisadas usando técnicas estatísticas padronizadas. Essa abordagem é usada com freqüência nos estudos sobre a mídia e a comunicação de massa. Em geral, a pesquisa qualitativa não busca quantificar os dados, embora contagens simples possam ser úteis em estudos qualitativos. Um exemplo dessa abordagem é a pesquisa de Silverman sobre a comunicação em consultório [5]. Quantificou aspectos como a duração das consultas e o uso de perguntas pelo paciente, tendo combinado essa informação com a análise qualitativa para confirmar uma série de proposições a respeito das diferenças entre consultórios privados e aqueles pertencentes ao NHS. A análise que conta itens nos dados deveria ser encarada como diferente das análises qualitativas nas quais os dados são preservados em sua forma textual e interpretados para gerar e desenvolver categorias analíticas e explicações teóricas.

Pesquisadores qualitativos usualmente tratam a contagem com precaução. As razões para tal podem ser ilustradas pela comparação dos objetivos da pesquisa qualitativa com os de levantamentos e ensaios. Em um estudo no qual todos de uma determinada população tenham tido chance igual de serem selecionados para participar (essa suposição é a pedra fundamental da teoria da amostragem) e todos os respondentes tenham sido questionados com as mesmas perguntas da mesma maneira, é usualmente útil relatar as respostas como freqüências e porcentagens (freqüências relativas). Os levantamentos são projetados para recrutar números suficientes para representar toda a população. Os ensaios objetivam randomizar suficientes sujeitos de modo que as diferenças significativas entre os grupos controle e teste possam ser identificadas. Em comparação, os métodos qualitativos da entrevista e da observação tencionam identificar significados subjetivos e originar teorias (isto é, explicações), o que significa que freqüentemente a coleta de dados continuará até que um ponto de saturação tenha sido atingido (e que nenhuma categoria nova tenha sido criada por dados adicionais), em vez de ser estatisticamente representativa. Por exemplo, casos não usuais ou "estranhos" podem ser ativamente procurados. Em um estudo qualitativo no qual a amostra não tenha sido (e com freqüência não pode ser) selecionada para ser *numericamente* representativa da população e no qual a técnica de entrevista seja flexível e responsiva, pode ser enganador relatar freqüências relativas. Isso se aplica particularmente se as questões não foram perguntadas a todos os respondentes, se não foram elaboradas da mesma maneira ou ainda se não foram apresentadas no mesmo estágio de cada entrevista.

Passos iniciais

Embora algumas das análises iniciais possam ser realizadas enquanto os dados estão sendo coletados, ainda existe muito a ser feito quando o pesquisador deixa o campo. A abordagem da análise é influenciada por perspectivas teóricas e metodológicas e deveria estar relacionada aos objetivos da pesquisa. Estilos diferentes de pesquisa podem demandar diferentes profundidades de análise: é provável que a análise de um estudo baseado em entrevista seja mais detalhado do que a análise de um pequeno número de entrevistas realizadas como parte de estudo com método misto que possua diversos componentes a serem analisados. A análise pode buscar simplesmente descrever a visão das pessoas sobre comportamentos ou ir além, fornecendo explicações que possam tomar a forma de classificações, tipologias, padrões, modelos e teorias. Spencer e colaboradores equiparam a estrutura analítica que sustenta esse processo a um andaime [6: 213] e sugerem que a análise se movimenta repetidamente nos estágios de *manejo, descrição* e *explicação dos dados* por uma série de "plataformas" a partir das quais os pesquisadores podem refletir a respeito do que fizeram e seguir em frente. Esse processo é fluido e, crucialmente, não-linear; o pesquisador desenvolve a análise movendo-se para frente e para trás entre os dados originais e as interpretações emergentes.

A pesquisa qualitativa procura desenvolver categorias analíticas para descrever e explicar fenômenos sociais. Essas categorias podem ser indutivamente derivadas – isto é, obtidas gradualmente a partir dos dados – ou usadas dedutivamente, no início ou no decorrer da análise, como uma forma de abordar os dados. Existem três abordagens amplas para avançar na análise: a *análise temática*, a *grounded theory** e a *abordagem da estrutura*. Elas se movimentam das abordagens amplamente indutivas para as mais dedutivas, mas, na prática, muitos pesquisadores descobrem que elas se movem entre a indução e a dedução na mesma análise. Às vezes as técnicas de abordagens diferentes são combinadas para que se compreendam melhor os dados.

A primeira tarefa na análise é simplesmente administrar e captar o sentido do imenso rol de dados coletados. Esse estágio de gerenciamento dos dados é largamente similar para cada uma das três abordagens analíticas e resulta na leitura e na releitura de todos os dados para identificar um conjunto inicial de temas ou categorias. Temas recorrentes e itens de interesse, como eventos ou pontos de vista incomuns, dignos de nota ou contraditórios são sistematicamente procurados nos dados. No caso de material de grupos focais ou entrevistas, isso pode incluir a procura por tipos particulares de narrativa, como piadas ou historietas, ou tipos de interação, como perguntas, enfrentamentos, censu-

---

* N. de T. Significa aproximadamente "teoria fundamentada nos dados".

ra ou mudanças de opinião. Em abordagens analíticas mais dedutivas, temas predefinidos, derivados do tópico da entrevista e das questões de pesquisa, são utilizados para orientar essa busca.

Os temas e as categorias devem ser etiquetados ou "codificados" de maneira a facilitar sua recuperação. As classificações iniciais freqüentemente usam a linguagem ou a terminologia dos participantes, e, às vezes, termos interessantes ou incomuns usados pelo grupo estudado podem formar a base das categorias analíticas. Por exemplo, o clássico estudo de Becker e Geer sobre o treinamento na escola de medicina desvelou o uso especializado da expressão "caco velho" para identificar pacientes que eram encarados como menos dignos de atenção em termos de cuidado por parte da equipe médica e dos estudantes [7].

A classificação precisa ser inclusiva; são adicionadas categorias para refletir tantas nuances nos dados quanto for possível, em vez de reduzi-las a uns poucos códigos numéricos. Também é esperado que seções dos dados – como incidentes distintos – incluam múltiplos temas e sejam, assim, codificadas em diversas categorias. Esse manejo inicial dos dados é um processo demorado e às vezes tedioso, mas permite que o pesquisador agrupe e conecte itens dos dados que possam ser então separados ou organizados sob um número administrável de cabeçalhos temáticos ou conceituais. É importante possuir algum sistema de indexação que registre os temas emergentes e permita a análise de itens dos dados que se encaixem em mais de uma categoria. Diversos pacotes de programas para computador foram desenvolvidos para facilitar esse aspecto do processo analítico (ver a seguir sobre o uso de programas para análise qualitativa).

Nesse estágio, é provável que exista uma considerável sobreposição e repetição entre as categorias. Informadas pelas idéias analíticas e teóricas desenvolvidas durante a pesquisa, essas categorias são ainda mais refinadas e reduzidas em número por seu agrupamento. Então é possível selecionar temas ou categorias-chave para investigação adicional. No estudo anteriormente mencionado, Becker e Geer buscaram o uso do termo "caco velho" por estudantes de medicina para ver que tipos de pacientes ele descrevia e quando e como era usado. Isso significava conferir todas as vezes que "caco velho" era mencionado nos dados. Utilizando esses dados, Becker e Geer foram capazes de explicar como os estudantes de medicina e as equipes médicas categorizavam os pacientes conforme sua utilidade para fins de ensino/aprendizagem. Quando isso foi estabelecido, ficou claro por que os "cacos velhos" (tipicamente pacientes idosos ou alcoolistas sem teto), que ofereciam pouca ou nenhuma possibilidade de aprendizagem sobre distúrbios novos ou interessantes, eram tratados com desdém.

O agrupamento de categorias resulta tipicamente em um processo de recorte e cola – selecionar seções dos dados sobre temas semelhantes ou relacionados e juntá-los. A mecânica para fazer isso varia. No passado, eram usadas múltiplas cópias de anotações ou transcrições de modo que as seções pudessem, literalmente, ser recortadas e coladas umas próximas das outras ou separadas em pilhas diferentes. Outra abordagem é anotar trechos relevantes de dados em cartões que possam ser agrupados em um arquivo. Também é possível criar matrizes ou tabelas computadorizadas para facilitar esse processo. Embora considerados um pouco antiquados, esse contato físico e o manuseio repetido dos dados é muito recomendável. O processo de reler os dados e separá-los em categorias significa que o pesquisador desenvolve um conhecimento íntimo a respeito dos dados, mesmo que o processo seja trabalhoso.

Os processadores de texto podem ser enormemente úteis na busca de itens específicos em grandes quantidades de texto. Embora seja improvável que seja o único foco de um projeto de pesquisa qualitativa, a simples freqüência com que palavras ou expressões idiomáticas em particular apareçam em um trecho do texto pode ser instrutiva. As funções de processamento de texto podem oferecer consideráveis vantagens para pesquisadores que tradicionalmente usariam apontamentos nas margens das anotações de campo ou da transcrição de entrevistas, canetas coloridas, tesoura e cola, cartões e arquivos em papel. Ao digitar as etiquetas diretamente no arquivo do computador que contém os dados textuais, a função "localizar" pode ser usada para agrupar pedaços de texto, os quais podem então ser copiados e colados. As funções "organizar tudo" e "dividir janela" fazem deste um método particularmente atrativo para separar e copiar dados em arquivos analíticos separados. Para aqueles que não desejam usar programas de computador, uma mesa grande, espaço no chão ou um quadro branco no qual se possa fixar anotações ou cartões com resumo dos dados podem ser uma maneira útil de lidar com a massa de dados neste estágio.

Quando os dados estiverem separados, existem diferentes maneiras de proceder a análise. A seguir estão as três abordagens que são utilizadas na pesquisa relacionada à saúde.

Análise temática

Esta pode ser a forma mais simples de análise e, talvez por esse motivo, é a mais comumente utilizada na pesquisa em atenção à saúde. O pesquisador agrupa os dados por temas e examina todos os casos no estudo para ter certeza de que todas as manifestações de cada tema foram incluídas e comparadas. Se o objetivo da pesquisa for exploratório, ou se for uma parte muito pequena de um estudo com métodos mistos, esses agrupamentos temáticos podem simplesmente ser relatados ou descritos neste estágio. Uma análise mais forte, contudo, irá além da simples descrição para examinar como os temas estão interconectados. Isso envolve a tentativa de identificar as relações entre os temas. Às vezes, as conexões são óbvias (por exemplo, somente pessoas de determinada classe social ou grupo étnico possuem determinados pontos de vista). Outras vezes, pode ser necessário perguntar sobre os dados para ver como os temas estão conectados; por exemplo, com freqüência vale a pena procurar por diferenças de gênero ou idade no relato dos respondentes ou respostas diferentes a tipos similares de eventos (por exemplo, uma crise ou incidente crítico).

Dessa maneira, a análise temática pode ser usada para desenvolver taxonomias ou classificações ou para desenvolver modelos ou diagramas que expressem as conexões entre os temas.

A análise temática com freqüência inclui temas que são esperados (por exemplo, pela revisão da literatura, o pesquisador pode ser levado a perguntar sobre tópicos em particular), bem como aqueles que emergem (isto é, que são levantados, direta ou indiretamente, durante o trabalho de campo). Por exemplo, Chapple e Ziebland [8] não esperavam que o humor desempenhasse um grande papel no relato das entrevistas narrativas de homens a respeito de suas experiências com câncer de testículo. Entretanto ficou claro que o uso do humor ajudou os homens a demonstrarem que estavam confiantes na sua recuperação (o câncer de testículo é eminentemente tratável), bem como a afirmarem que ainda eram capazes. O humor apareceu como um tema importante nas entrevistas e levou os autores a examinarem seus dados à luz da literatura antropológica e sociológica sobre o papel do humor e a explorarem os diversos papéis que o humor tinha para esses homens.

Grounded theory

Glaser e Strauss [9] cunharam a expressão *grounded theory* para descrever o processo indutivo de codificação de incidentes nos dados e identificação de categorias analíticas à medida que "emergem" dos dados (desenvolvendo hipóteses a partir do "chão" ou do campo da pesquisa de baixo para cima em vez de defini-las *a priori*). Esse processo é muito semelhante a uma análise temática indutiva, mas um aspecto central da *grounded theory* é que ela é cíclica e repetida – a análise alimenta a amostragem subseqüente, a coleta de dados adicionais e a testagem das teorias emergentes. Assim, a *amostragem teórica* é um importante componente da *grounded theory* – isso permite que o pesquisador selecione deliberadamente novos respondentes ou ambientes para testar as categorias e teorias analíticas emergentes. O processo analítico é realizado até o ponto de saturação, quando nenhum constructo analítico adicional pode ser identificado.

Na prática, a *grounded theory* usualmente é uma mistura de indução e alguma dedução, movimentando-se entre os dados e a teoria – que alguns pesquisadores descrevem como "*grounded theory* modificada". O processo de rotular ou codificar os dados na fase inicial começa com uma *codificação aberta* que envolve o exame dos dados linha por linha para identificar tantos códigos quanto for possível. As propriedades e as dimensões desses códigos são então examinadas ao se questionar "quais são suas características?" e "que forma tomam?" a respeito de cada uma delas. A *codificação axial* é então utilizada para identificar a relação entre os códigos e a *codificação seletiva* para rumar em direção ao desenvolvimento de categorias analíticas pela incorporação de elementos mais abstratos e teoricamente embasados. Um processo denominado *comparação constante* é usado para conferir ou comparar cada item dos dados codificados com o restante dos dados para estabelecer essas categorias analíticas. Além disso, durante o processo de codificação, o pesquisador constrói uma série de *lembretes*, de fato "anotações para si" analíticas, que descrevem idéias a respeito dos dados, definições de códigos e suas propriedades, bem como idéias para futuras amostragens e testagens. Ao usar essas técnicas, o pesquisador pode lentamente construir teorias ou explicações e, ao mesmo tempo, testar as idéias emergentes. A *grounded theory* pode oferecer interpretações ricas e detalhadas. Por exemplo, Glaser e Strauss [10] conseguiram usar essa abordagem para teorizar sobre a natureza da relação entre pacientes com doença terminal e seus enfermeiros. O tipo de cuidado oferecido foi relacionado a diferentes níveis de consciência de morte, os quais variavam de franca consciência (quando tanto o paciente como o enfermeiro reconhecem abertamente que o paciente está morrendo), passava por suspeita (por parte do paciente), ilusão mútua (quando ambas as partes fingem que o paciente não sabe) até a consciência hermética (quando o paciente não tem consciência de que está morrendo).

Infelizmente, a expressão *"grounded theory"* tem sido freqüentemente mal utilizada como sinônimo de qualquer tipo de "análise" qualitativa, às vezes fraca. Não é raro que artigos sobre pesquisa relatem o uso da *"grounded theory"*, embora sem nenhum sinal dos elementos acima descritos. A flexibilidade requerida para permitir uma adequada amostragem teórica e uma contínua reanálise pode exigir um longo tempo. Além disso, o fato de que raramente é possível especificar precisamente as dimensões ou a direção da pesquisa no seu início, quando aderir a uma verdadeira abordagem de *"grounded theory"* pode fazer com que tais projetos pareçam problemáticos para patrocinadores de pesquisas e comitês de ética (ver Capítulo 6 a respeito de aspectos éticos).

Estrutura

A *abordagem da estrutura* desenvolvida pelo Centro Nacional de Pesquisa Social do Reino Unido é uma forma mais dedutiva de análise que está em crescente uso na pesquisa em atenção à saúde [11]. É uma evolução dos métodos de análise baseados em matriz descritos por Miles e Huberman [4]. A estrutura é especialmente adequada à pesquisa aplicada ou de políticas, nas quais os objetivos da investigação são tipicamente estabelecidos com antecedência e formatados pelos requisitos de informação do corpo fundante (por exemplo, uma autoridade de saúde) em vez de emergirem de um processo reflexivo de pesquisa. Os cronogramas de tal pesquisa podem ser mais curtos do que os de outros tipos de pesquisa, tendendo a existir uma necessidade de conectar a análise qualitativa com achados da investigação quantitativa. Por esses motivos, embora a estrutura seja fortemente baseada nos relatos e observações originais das pessoas estudadas (isto é, "baseada nos dados" e indutiva), ela começa dedutivamente a partir das metas e objetivos já estabelecidos para o estudo. É sistemática e projetada para ser transparente, de modo que o processo analítico e as interpretações possam ser vistos e avaliados por pessoas além do analista primário (ver Capítulo 8 a respeito de qualidade na pesquisa qualitativa para mais informações sobre esse aspecto).

O guia de tópicos utilizado para coletar dados de acordo com a abordagem da estrutura (por exemplo, orientar entrevistas em profundidade) tende a ser levemente mais estruturado a partir do início em relação ao que seria a norma para a maioria das pesquisas qualitativas. O processo analítico é semelhante à análise temática, mas tende a ser mais explícito e mais fortemente informado por um raciocínio *a priori*. A análise da estrutura tem cinco estágios (ver Quadro 7.1). Primeiro o pesquisador se *familiariza* com os dados pela leitura e releitura das anotações e transcrições. Então cria uma lista dos temas esperados e emergentes que podem ser colocados em uma *estrutura temática* – uma série de cabeçalhos temáticos separados hierarquicamente em temas principais e subtemas. Esses cabeçalhos são usados para etiquetar ou *indexar* os dados originais (alguns analistas atribuem números aos diversos cabeçalhos para facilitar, outros usam palavras ou expressões). A estrutura temática inicial e os termos de indexação do índice provavelmente serão refinados à medida que a análise progredir, e é importante registrar a evolução desse trabalho. Quando os temas tiverem sido identificados, serão agrupados e separados, e os dados originais, extraídos na forma de resumos e usados para criar *diagramas*. Estes descrevem cada tema em formato de matriz, exibindo subtemas em colunas e cada caso em uma linha separada. Tais diagramas podem ser criados em grandes folhas de papel, ou usando tabelas computadorizadas ou um programa para organização de dados.

Pacotes de *software* projetados para tratar dados qualitativos

O uso de pacotes especializados CAQDAS (programas para análise computadorizada de dados qualitativos) disseminou-se nos últimos anos. Os pesquisadores agora devem decidir qual pacote escolher para seu estudo dentre os vários disponíveis. Para obter informações atualizadas sobre CAQDAS e cursos no Reino

Quadro 7.1 Os cinco estágios da análise de dados usando a abordagem da estrutura [11]

- *Familiarização* – Imersão nos dados brutos (ou tipicamente uma seleção pragmática dos dados) por escuta de fitas, leitura de transcrições, estudo de anotações e assim por diante, a fim de listar idéias-chave e temas recorrentes.
- *Identificação de uma estrutura temática* – Identificação de todos os tópicos, conceitos e temas-chave a partir dos quais os dados possam ser examinados e referenciados. Isso é realizado a partir da definição *a priori* de assuntos e questões derivadas das metas e objetivos do estudo, bem como de aspectos levantados pelos próprios respondentes e de pontos de vista ou experiências que reaparecem nos dados. O produto final deste estágio é um detalhado índice dos dados, que os rotula em partes administráveis para subseqüente recuperação e exploração.
- *Indexação* – Aplicação sistemática da estrutura ou do índice temático a todos os dados em forma textual por anotação das transcrições com códigos numéricos a partir do índice; usualmente apoiada por textos curtos descritivos para elaborar o seu cabeçalho. Freqüentemente passagens únicas do texto podem abranger um grande número de temas diferentes, cada um dos quais devendo ser registrado, geralmente na margem da transcrição.
- *Cartografia* – Rearranjo dos dados, conforme a parte adequada da estrutura temática à qual estão relacionados, e realização de registros gráficos. Por exemplo, é provável que haja um registro gráfico para cada assunto, área ou tema-chave com entrada para diversos respondentes. Diferentemente dos métodos simples de recortar e colar, que agrupam textos de maneira textual, os registros gráficos contêm resumos extraídos de pontos de vista e experiências. Assim, o processo de cartografia envolve uma quantidade considerável de abstração e síntese.
- *Mapeamento e interpretação* – Uso dos registros gráficos para definir conceitos, mapear a variação e a natureza dos fenômenos, criar tipologias e descobrir associações entre temas com vistas a fornecer explicações para os achados. O processo de mapeamento e de interpretação é influenciado pelos objetivos originais da pesquisa e pelos temas que emergiram dos próprios dados.

Unido, o projeto de trabalho em rede independente da Universidade de Surrey é uma fonte útil, oferecendo um artigo de grande auxílio intitulado "Choosing a CAQDAS package", cujo endereço é http://caqdas.soc.surrey.ac.uk.

Antes de decidirem se devem ou não utilizar um *software* e, se o fizerem, qual pacote será adquirido para determinado projeto, é aconselhável que os pesquisadores visitem o endereço do fabricante do *software* na internet para examinar uma versão demonstrativa que possa ser baixada. Se for possível, também é uma boa idéia descobrir se outros pesquisadores no seu departamento ou localidade possuem experiência com pacotes semelhantes. As considerações também podem incluir se haverá uma equipe trabalhando junta nos dados, se estes são todos baseados em texto ou incluem imagens, ou constituem arquivos de áudio ou vídeo. Cada vez mais os pacotes de *software* são capazes de lidar com grandes conjuntos de dados baseados em dados digitais em áudio ou vídeo, o que pode significar que a preparação dos dados em texto escrito torna-se desnecessária para alguns estudos.

Todos os pacotes de *software* que foram projetados para auxiliar na análise de dados textuais não-estruturados possuem funções de codificação e recuperação. Outras funções incluem a capacidade de conduzir recuperações seletivas e examinar relatórios separadamente por qualquer outro termo de indexação (por exemplo, o uso de uma expressão em particular pelo respondente ou uma característica em comum, como gênero); utilizar algoritmos para identificar códigos co-ocorrentes em uma variedade de possibilidades logicamente sobrepostas ou hierarquicamente organizadas; anexar anotações a seções do texto como "memos"; adicionar novos códigos; e agrupar códigos existentes. Os pacotes de CAQDAS também oferecem funções que permitem uma organização, anotação, conexão e recuperação de dados muito mais complexa do que era possível com as versões anteriores, sem falar no que é possível com o uso de pacotes-padrão de processamento de dados. Versões mais recentes de *software*, como Atlas Ti [12], NVivo [13] e HyperResearch [14], também permitem que dados de arquivo em multimídia, como vídeo, áudio ou fotografia digital, sejam incluídos na análise.

Foi sugerido que a análise com o auxílio do computador pode ajudar o pesquisador a construir vínculos teóricos, buscar exceções e examinar "casos cruciais" quando contra-evidências puderem ser previstas. Uma busca sistemática por evidências "desconfirmadoras" pode ser auxiliada pelo uso de operadores booleanos (como "ou", "e", "não") para exame dos dados. O contexto dos extratos dos dados pode ser realizado ou pela consideração de que outros termos de indexação do índice estão anexados aos dados, ou pela exibição do contexto imediato do extrato pela inclusão de linhas do texto que o circundam. Essa função deve atrair particularmente os pesquisadores preocupados com a "descontextualização" que pode resultar da fragmentação dos dados em partes codificadas.

Os *softwares* especializados foram bem recebidos devido ao seu potencial para melhorar o rigor da análise [15] e certamente podem ajudar em alguns dos aspectos mais trabalhosos da recuperação de dados, uma vez que estes tenham sido codificados. Existem muitos benefícios em potencial no uso de pacotes de *software* para auxiliar no lado mais trabalhoso da análise textual, mas sempre é aconselhável ter alguma cautela. Alguns pesquisadores qualitativos que testaram pacotes de CAQDAS não gostaram da aparente segmentação dos dados que pode ocorrer e estão preocupados com a possível perda de contato da análise com o contexto no qual os dados foram gerados – embora isto não seja um subproduto inevitável do uso de tais pacotes. Também é importante observar que os pacotes não fornecem ao pesquisador uma estrutura metodológica nem analítica e só podem ajudar no processo analítico, não no seu planejamento. Embora as capacidades de indexar, agrupar e separar sejam funções básicas e importantes para organizar e acessar os dados, elas compreendem apenas os estágios iniciais da análise qualitativa.

O prospecto da análise assistida por computador pode persuadir pesquisadores (ou aqueles que os financiam) de que podem administrar quantidades muito maiores de dados e aumentar o aparente "poder" de seu estudo. Estudos qualitativos, que não são projetados para serem *numericamente* (estatisticamente) representativos, podem ganhar pouco com uma amostra de tamanho expandido, com exceção de um conjunto de dados mais pesado. A natureza e o tamanho da amostra deveriam ser orientados pela pergunta de pesquisa e pelos requisitos analíticos, não pelo *software* disponível. Em algumas circunstâncias, o desenho de um estudo de um único caso pode ser a maneira mais bem-sucedida de gerar teoria. Lee e Fielding [16] também advertem contra a suposição de que o uso de um pacote para computador torne a análise menos demorada. Esse pode ou não ser o caso, embora seja esperado que o processo se torne mais sistemático.

Desenvolvendo explicações: o papel do pesquisador

As tarefas essenciais de estudar os dados brutos (por exemplo, transcrição das entrevistas), reconhecer e refinar os conceitos e codificar os dados inevitavelmente são trabalho do pesquisador. Por essas razões, é importante disseminar a noção de que os pacotes de *software* são projetados para oferecer análise qualitativa de dados textuais e outros. Um pacote de computador pode ser útil ao agrupar fragmentos de dados, estabelecer conexões entre eles, organizar e reorganizar a exibição e ajudar a encontrar exceções, mas nenhum pacote é capaz de perceber uma conexão ou definir uma estrutura apropriada para a análise. Levar a análise além do exercício de descrição e de contagem mais básico requer capacidades analíticas do pesquisador para avançar em direção a hipóteses ou proposições sobre os dados.

As diferentes abordagens analíticas descritas oferecem maneiras de separar, organizar e exibir dados para auxiliar na busca de padrões, vínculos e relações entre os dados como uma maneira de construir explicações. Para fazer isso, o pesquisador deve perguntar "o que está por trás desse padrão?" e "por que essa relação ocorre?". A busca por casos desviantes pode ser útil aqui – freqüentemente é a exceção ou o estranho que esclarece a regra ou a conexão que liga os outros respondentes ou casos. Por exemplo, no estudo de Chapple e Ziebland [8] sobre o humor ao lidar com a experiência de câncer testicular, os poucos homens que declararam ter se incomodado quando outros usaram o humor foram aqueles que tinham perdido ambos os testículos ou não tinham conseguido preservar sua fertilidade. Isso ajudou as autoras a compreender a distinção entre humor "puro" (por exemplo, piadas a respeito do problema) e "aplicado" (quando as piadas tinham uma função – reassegurar que o homem estava sendo tratado normalmente por seus amigos, estabelecendo camaradagem e assim por diante).

Construir explicações é um processo difícil. Exige um íntimo conhecimento dos dados, criatividade e pensamento lateral. Conhecimento da literatura mais ampla – outros estudos na área, teorias relevantes e, às vezes, trabalho aparentemente não relacionado – exerce um papel central nisso. Por exemplo, uma peça-chave usada por um de nós para teorizar sobre listas de espera de hospitais [17] foi um artigo sobre as filas para comprar pão no Bloco do Leste Europeu [18].

Uma maneira de desenvolver explicações é a *indução analítica*. Ligada à *grounded theory*, envolve repetidas testagens e retestagens de idéias teóricas usando os dados. Bloor [19] descreve com alguns detalhes como usou esse procedimento para reconstruir as regras de tomada de decisão utilizadas por cirurgiões otorrinolaringologistas (ver Quadro 7.2). Na essência, o pesquisador examina um conjunto de casos, desenvolve hipóteses ou constructos e examina casos adicionais para testar essas proposições – não é diferente dos testes estatísticos de associação usados em pesquisa quantitativa.

Freqüentemente a análise é realizada por um único pesquisador na pesquisa qualitativa. Entretanto alguns pesquisadores qualitativos têm prestado atenção à noção de que as análises qualitativas podem carregar um peso maior quando for demonstrado que existe consistência entre pesquisadores (particularmente quando a pesquisa foi realizada para informar legisladores) (ver Capítulo 8). Isso é próximo do conceito de confiabilidade interavaliador, o qual

Quadro 7.2 Estágios na análise de anotações de campo em um estudo qualitativo sobre a disposição de cirurgiões otorrinolaringologistas de decidir por uma possível tonsilectomia e adenoidectomia (T&A) [19]

1 Classificação provisória – todos os casos categorizados conforme a categoria de disposição utilizada (por exemplo, T&A ou tonsilectomia apenas) para cada cirurgião
2 Identificação de aspectos provisórios do caso – aspectos comuns de casos em cada categoria de disposição identificada (por exemplo, foi descoberto que a maioria dos casos de T&A possuía três importantes sinais clínicos presentes)
3 Exame minucioso de casos desviantes – incluir em (2) ou modificar (1) para acomodar casos desviantes (por exemplo, T&A realizadas quando apenas dois dos três sinais estavam presentes)
4 Identificação de aspectos comuns aos casos – aspectos comuns a outras categorias de disposição (por exemplo, história de diversos episódios de tonsilite, por exemplo)
5 Derivação de regras de decisão do cirurgião – a partir dos aspectos comuns dos casos (por exemplo, história do caso mais importante do que o exame físico)
6 Derivação dos procedimentos de busca do cirurgião (para cada regra de decisão) – os sinais clínicos particulares buscados pelo cirurgião
Repetir de (2) a (6) para cada categoria de disposição

é familiar na pesquisa quantitativa. Por exemplo, o estudo de Daly e colaboradores sobre diagnóstico cardíaco [20] e o de Waitzkin [21] usaram mais de um analista a fim de aprimorar suas análises. Contudo a propriedade do conceito de confiabilidade interavaliador na pesquisa qualitativa é contestada. Alguns pesquisadores qualitativos afirmam que, como um relato qualitativo não pode ser mantido constante para representar o mundo social (como se todos os achados de pesquisa refletissem a identidade do pesquisador), pesquisadores diferentes são obrigados a oferecer relatos diferentes, especialmente se os dados forem relativamente não-estruturados. Uma outra assertiva, menos radical, é a de que cada pesquisador possui *insights* singulares sobre os dados, que não podem ser conferidos diretamente por outros [22]. Por exemplo, as perspectivas de colegas com formação em outras disciplinas podem com freqüência adicionar profundidade analítica à interpretação dos dados, e seria bobagem ignorar tais *insights* simplesmente porque não coincidem com os do pesquisador.

Armstrong e colaboradores [23] tentaram responder à questão: os pesquisadores qualitativos demonstram consistência em seus relatos sobre os mesmos dados brutos? Para testar isso, pediram a seis experientes pesquisadores qualitativos que analisassem separadamente uma única transcrição de grupo focal e que identificassem e classificassem em ordem de importância os principais temas emergentes na discussão. Um outro cientista social, que não tinha lido a transcrição do grupo focal, leu os seis relatos a fim de determinar os principais temas e julgar em que extensão os seis pesquisadores concordavam. Houve uma concordância muito próxima a respeito da identidade dos temas básicos, mas os seis pesquisadores "embalaram" ou vincularam e contextualizaram os temas de maneira diferente. Armstrong e colaboradores concluíram que tal teste de confiabilidade foi limitado pela natureza inerente do processo de análise de dados qualitativos. Por outro lado, a interpretação dos seis pesquisadores tinha muito em comum, apesar do fato de pertencerem a dois países diferentes (Grã-Bretanha e EUA) e a três disciplinas diferentes (antropologia, psicologia e sociologia). Ao deliberadamente selecionar uma gama diversa de analistas (embora todos experientes), Armstrong e colaboradores construíram um árduo teste de concordância interavaliador que não seria usual em um estudo típico de pesquisa. Seria interessante ver o mesmo exercício repetido com dados quantitativos com análise e analistas pertencentes a três diferentes disciplinas das ciências sociais!

Apesar das limitações em potencial do termo "confiabilidade" no contexto da pesquisa qualitativa ressaltada por Armstrong e colaboradores, existe mérito no envolvimento de mais de um analista em situações em que possivelmente o viés do pesquisador (isto é, uma falta de validade) é percebido como um risco por outros – por exemplo, quando cientistas sociais estão investigando o trabalho de médicos ou avaliando políticas de governo. Em seu estudo sobre a contribuição do uso do ecocardiograma ao processo social de diagnosticar pacientes com suspeita de anormalidades cardíacas, Daly e colaboradores [20] desenvolveram uma forma modificada de análise qualitativa envolvendo tanto pesquisadores sociólogos como os cardiologistas que tinham atendido os pacientes. Os dados brutos consistiam das transcrições das consultas entre pacientes e cardiologistas, das respostas dos cardiologistas a um questionário estruturado e das transcrições de entrevistas de pesquisa com questões abertas com os cardiologistas e com os pacientes.

Primeiro, os dados das transcrições e do questionário foram analisados pelos pesquisadores a fim de entender o processo de diagnóstico, incluindo o objetivo do exame. A partir dessa análise, os pesquisadores identificaram os principais aspectos das consultas que pareciam estar relacionados ao uso do ecocardiograma. A seguir, esses aspectos do processo clínico foram transformados em critérios em relação aos quais outros analistas puderam gerar suas próprias avaliações a respeito do significado dos dados brutos. Então, os cardiologistas envolvidos avaliaram separadamente cada caso, usando os dados brutos para produzir um relato de como e por que um exame tinha sido solicitado ou não e com quais conseqüências. As avaliações dos cardiologistas e dos sociólogos foram estatisticamente comparadas, sendo que o nível de concordância foi bom. Finalmente, em casos nos quais houve discordância entre a análise original dos pesquisadores e a dos cardiologistas, um pesquisador adicional repetiu a análise. Discrepâncias remanescentes foram resolvidas por consenso após discussão entre os pesquisadores e os cardiologistas.

Embora houvesse um elemento de circularidade em parte desse demorado processo (os critérios formais usados pelos cardiologistas derivaram da análise inicial dos pesquisadores) e o envolvimento da derivação de graduações quantitativas e análise estatística de concordância interavaliador, que não são usuais em um estudo qualitativo, os médicos críticos não conseguiram argumentar que os achados eram simplesmente baseados no julgamento subjetivo de um pesquisador individual.

Conclusão

Este capítulo mostrou que analisar dados qualitativos não é uma tarefa simples ou rápida. Quando feita adequadamente, é sistemática e rigorosa, requerendo, portanto, um trabalho intensivo e demorado para o(s) pesquisador(es) envolvido(s). Fielding sustenta que "uma boa análise qualitativa é capaz de documentar sua afirmativa para refletir algo da verdade sobre um fenômeno por referência a dados sistematicamente coletados" em comparação a "uma má análise qualitativa que seja baseada em casos, sem reflexão, descritiva, sem focar uma linha coerente de indagação" [24: 168-169]. Na sua essência, uma boa análise qualitativa baseia-se na capacidade, na visão e na integridade do pesquisador que faz a análise, e, como ressaltaram Dingwall *et al.*, isso pode exigir pesquisadores altamente treinados e experientes [25].

Leitura adicional

Emerson RM, Fretz RI & Shaw LL. *Writing Ethnographic Fieldnotes* (Chicago Guides to Writing, Editing, and Publishing) Chicago: University of Chicago Press, 1995.
Ritchie J & Lewis J. *Qualitative Research Practice: A Guide for Social Scientists and Researchers.* SAGE, London, 2003.

Referências

1. Lapadat JC & Lindsay AC. Transcription in research and practice: from stanclardisation of technique to interpretive positionings. *Qualitative Inquiry* 1999; **5:** 64-86.
2. Economic and Social Research Council. QUALIDATA: Qualitative Data Archival Resource Centre, established 1994, University of Essex. www.esds.ac.uk/qualidata/about/introduction.asp *last acessed* 20.03.06.
3. Becker HS. *Sociological Work.* Allen Lane, London, 1971.
4. Miles M & Huberman A. *Qualitative Data Analysis.* SAGE, London, 1984.
5. Silverman D. Going private: ceremonial forms in a private oncology clinic. *Sociology* 1984; **18:** 191-202.
6. Spencer J, Ritchie J & O'Connor W. Analysis: practices, principles and processes. In: Ritchie J & Lewis J, eds. *Qualitative Research Practice: A Guide for Social Scientists and Researchers.* SAGE, London, 2003.
7. Becker HS & Geer B. Participant observation: the analysis of qualitative field data. In: Burgess RG, ed. *Field Research: A Sourcebook and Field Manual.* Allen and Unwin, London, 1982.
8. Chapple A & Ziebland S. The role of humour for men with testicular cancer. *Qualitative Health Research* 2004; **14:** 1123-1139.
9. Glaser BG & Strauss AL. *The Discovery of Grounded Theory.* Aldine, Chicago, IL, 1967.
10. Glaser BG & Strauss AL. *Awareness of Dying.* Aldine, Chicago, IL, 1965.
11. Ritchie J & Lewis J, eds. *Qualitative Research Practice: A Guide for Social Scientists and Researchers.* SAGE, London, 2001.
12. Muhr T. *ATLAS/Ti* for Windows, 1996.
13. Richards T & Richards L. *QSR NUD*IST V3.0.* SAGE, London, 1994.
14. ResearchWare, *Inc. HyperRESEARCH* 2.6. Randolf, MA. 2005. www.researchware.com *last accessed* 30.12.05.
15. Kelle U, ed. *Computer-Aided Qualitative Data Analysis: Theory, Methods and practice.* SAGE, London, 1995.
16. Lee R & Fielding N. User's experiences of qualitative data analysis software. In: Kelle U, ed. *Computer Aided Qualitative Data Analysis: Theory, Methods and Practice.* SAGE, London, 1995.
17. Pope C. Trouble in Store: Some thoughts on the management of waiting lists. *Sociology of Health and Illness* 1991; **13**(2): 193-212.
18. Czwartosz Z. On queueing. *Archives Europeenes de sociologie* 1988; **29:** 3-11.
19. Bloor M. On the analysis of observational data: a discussion of the worth and uses of inductive techniques and respondent validation. 1978; **12:** 545-552.
20. Daly J, McDonald I & Willis E. Why don't you ask them? A qualitative research framework for investigating the diagnosis of cardiac normality. In: Daly J, McDonald I & Willis E, eds. *Researching Health Care: Designs, Dilemmas, Disciplines.* Routledge, London, 1992: 189-206.
21. Waitzkin H. *The Politics of Medical Encounters.* Yale University Press, New Haven, 1991.

22. Morse JM. Designing funded qualitative research. In: Denzin NK & Lincoln YS, eds. *Handbook of Qualitative Research*. SAGE, London, 1994: 220-235.
23. Armstrong D, Gosling A, Weinman J *et al*. The place of inter-rater reliability in qualitative research: an empirical study. *Sociology* 1997; **31:** 597-606.
24. Fielding N. Ethnography. In: Fielding N, ed. *Researching Social Life*. SAGE, London, 1993: 155-171.
25. Dingwall R, Murphy F, Watson P *et al*. Catching goldfish: quality in qualitative research. *Journal of Health Services Research and Policy* 1998; **3:** 167-172.

Capítulo 8

Qualidade na pesquisa qualitativa em saúde

Nicholas Mays, Catherine Pope

Introdução

Até aqui este livro delineou os principais métodos utilizados na pesquisa qualitativa. Como foi observado no Capítulo 1, há muito tempo os métodos qualitativos vêm sendo usados nas ciências sociais, mas sua utilização na pesquisa em saúde é comparativamente recente. Na última década, os métodos qualitativos foram cada vez mais usados na pesquisa em serviços de saúde e na avaliação de tecnologias em saúde, existindo um aumento correspondente no relato de estudos de pesquisa qualitativa em periódicos médicos, de enfermagem e relacionados [1]. O interesse por esses métodos e sua maior exposição no campo da pesquisa em saúde levou a um necessário exame cuidadoso da pesquisa qualitativa. Pesquisadores de outras tradições estão crescentemente preocupados em compreender os métodos qualitativos e, mais importante ainda, em examinar as queixas que os pesquisadores fazem a respeito dos achados obtidos a partir desses métodos. O aspecto da "qualidade" na pesquisa qualitativa faz parte de um debate muito maior e mais polêmico sobre a natureza do conhecimento produzido por ela, sobre se sua qualidade pode ser legitimamente julgada e, se assim for, como.

A pesquisa qualitativa em saúde e em serviços de saúde tem de superar preconceitos e diversos mal-entendidos. Por exemplo, algumas pessoas acreditam que a pesquisa qualitativa seja "fácil" – uma opção *soft*, que não exige nenhuma habilidade ou treinamento. Na verdade, é mais provável que seja o oposto. Os dados gerados por estudos qualitativos são volumosos e difíceis de serem analisados, necessitando, para isso, um alto grau de capacidade interpretativa. A pesquisa qualitativa também sofre do estigma do "n reduzido" [2] porque tende a lidar com um número pequeno de ambientes ou respondentes e não procura ser estatisticamente representativa. Contudo, estritamente falando, esse aspecto é irrelevante para a força da abordagem.

Apesar disso, o *status* de todas as formas de pesquisa depende da avaliação da qualidade dos métodos usados. No campo da pesquisa qualitativa, a preocupação com a avaliação da qualidade tem se manifestado em diretrizes para fazer e julgar trabalhos qualitativos, particularmente no campo da saúde [3-6]. Os que usam e financiam pesquisa também têm desempenhado um papel importante no desenvolvimento dessas diretrizes à medida que se familiarizam cada vez mais com os métodos qualitativos, mas exigem alguns meios para avaliar sua qualidade e distinguir a pesquisa qualitativa "boa" da "ruim". Com essa finalidade, o Programa de Pesquisa e Desenvolvimento do NHS financiou uma revisão de métodos qualitativos de pesquisa relevantes à avaliação de tecnologia em saúde [7]. Contudo, embora os patrocinadores dessa revisão possam ter desejado que fosse originado um pequeno conjunto de diretrizes simples de qualidade, qualquer análise ponderada desse assunto inevitavelmente será muito mais complexa. Logo após, o Gabinete Ministerial do Reino Unido autorizou um estudo para desenvolver uma estrutura que orientasse as avaliações de qualidade de pesquisas de avaliação qualitativas. Esse projeto foi uma reposta ao fato de que o governo estava autorizando e usando um número crescente de estudos qualitativos sobre políticas e avaliação de programas, embora sem acesso a qualquer padronização explicitamente acordada quanto ao que constituiria uma boa qualidade na pesquisa qualitativa [8].

Ao delinear alguns dos métodos qualitativos utilizados com maior freqüência e demonstrar sua aplicação contemporânea na pesquisa em saúde, os Capítulos 2-5 deste livro fizeram referências à força e às limitações de métodos em particular. Este capítulo tenta agrupar alguns desses tópicos sobre qualidade, embora não possa fazer completa justiça ao debate epistemológico mais amplo sobre a natureza do conhecimento gerado por diferentes métodos quantitativos e qualitativos de pesquisa. Esboça duas visões sobre como os métodos qualitativos poderiam ser julgados. Continua com a demonstração de que a pesquisa qualitativa pode ser avaliada com referência aos mesmos critérios amplos de qualidade utilizados para a pesquisa quantitativa, embora o sentido atribuído a esses critérios possa não ser o mesmo e eles possam ser avaliados diferentemente. O capítulo é concluído com uma lista de perguntas que podem ser usadas como orientação para avaliar a qualidade de um fragmento de pesquisa qualitativa derivada da revisão elaborada por Spencer e colaboradores [8].

Podemos usar os mesmos critérios de qualidade?

Existe um considerável debate entre os pesquisadores qualitativos sobre se os métodos qualitativos e quantitativos podem e devem ser avaliados conforme os mesmos critérios de qualidade. O debate é complexo, pois existe uma falta subjacente de consenso sobre o que precisamente é a pesquisa qualitativa e a variedade de abordagens incluídas sob essa denominação. Em vez da total rejeição de qualquer critério de qualidade com base no extremo relativismo de que a realidade social não existe independentemente das construções ou dos relatos humanos dessa realidade, tornando assim impossíveis e irrelevantes qualquer avaliação de "qualidade" (ver a seguir) [9], é possível identificar duas posições amplas e opostas [10]. Primeiro, existem aqueles que discutem que a pesquisa qualitativa representa um paradigma distinto, que origina um tipo diferente de conhecimento daquele produzido pela pesquisa quantitativa; portanto, deveriam ser aplicados critérios distintos de qualidade. Em segundo lugar, existem aqueles que discutem que não há uma filosofia separada do conhecimento que sustenta a pesquisa qualitativa e que, assim, os mesmos critérios em termos gerais deveriam ser aplicados tanto à pesquisa qualitativa como à quantitativa. É possível observar, em cada posição, uma variedade de visões. O debate nas e entre as duas posições está bastante relacionado a conceitos de "validade" e, em menor extensão, de "confiabilidade" [8]. Os conceitos de "validade" incluem as noções mais óbvias da verdade e da credibilidade dos achados, mas também podem incluir noções do valor ou valia dos achados de parte de uma pesquisa qualitativa.

Separada e diferente: a posição anti-realista

Os defensores desta posição argumentam que, já que a pesquisa qualitativa representa um paradigma distinto, que origina uma forma distinta de conhecimento, é inadequado aplicar critérios derivados de um paradigma alternativo. Isso significa que a pesquisa qualitativa não pode e não deve ser julgada por medidas convencionais de validade (o teste para ver se a pesquisa é verdadeira para alguma realidade subjacente), de generalização (o grau em que o específico da pesquisa pode ser aplicado mais amplamente a outros ambientes e populações) e de confiabilidade (a extensão em que os mesmos achados são produzidos pela repetição dos procedimentos de pesquisa). Para aqueles que adotam essa posição anti-realista, também seria inadequado usar métodos mistos ou múltiplos no mesmo estudo.

No âmago dessa posição, está uma rejeição ao que Lincoln e Guba [11] denominam de "realismo ingênuo" – uma crença de que existe uma realidade social ou uma verdade única inequívoca que seja inteiramente independente do pesquisador e do processo de pesquisa. Em vez disso, sugerem que a "'verdade' seja definida como a construção... mais bem informada... e mais sofisticada sobre a qual existe consenso (embora possa haver diversas construções existentes que respondam simultaneamente àquele critério)... o indagador e o indagado estão de tal maneira encadeados que os achados de uma investigação são a *criação literal* do processo de indagação". [11]

Existem relativistas ainda mais extremos que sustentam que não existe nenhuma base para o consenso referido por Guba e Lincoln e que todas as perspectivas de pesquisa são únicas e cada uma é igualmente válida em seus próprios termos. A ausência de qualquer padrão externo claramente impossibilitaria que um pesquisador julgasse a pesquisa de outro [9]. Ainda assim, como Murphy e colaboradores observam, na pesquisa em serviços de saúde, tal posição relativista extrema impediria que a pesquisa qualitativa originasse qualquer *insight* inequívoco relevante para a ação e, portanto, disporia de pouco apoio entre os pesquisadores em saúde aplicada [7].

Os relativistas que sustentam que são necessários critérios separados para avaliar a pesquisa qualitativa formularam uma gama de diferentes esquemas de avaliação. Em parte, isso se deve ao fato de que a escolha e a relativa importância de diferentes critérios de qualidade dependem do tópico e do propósito da pesquisa. Se a pergunta-chave para pesquisadores qualitativos é "Por que as pessoas fazem o que fazem?", então, para Popay e colaboradores, a qualidade da pesquisa relaciona-se à estratégia de amostragem, à adequação da teoria, à coleta e à análise dos dados, à extensão em que o contexto foi compreendido e se o conhecimento gerado incorpora uma compreensão da natureza dos significados subjetivos em seus contextos sociais [12]. Embora possa existir alguma semelhança mais ampla entre os padrões de qualidade nas pesquisas qualitativa e quantitativa – isto é, preocupações similares com verdade, aplicabilidade, consistência e neutralidade da pesquisa – as diferenças fundamentais no conhecimento originado por cada abordagem requerem que a qualidade seja avaliada diferentemente nas duas tradições [13].

Hammersley tentou resumir os diferentes critérios de qualidade e as preocupações dos relativistas (ou anti-realistas) da seguinte maneira [10]:

- O grau em que a teoria formal e substantiva é produzida e o grau de desenvolvimento de tal teoria
- A novidade das afirmativas elaboradas a partir da teoria
- A consistência das afirmativas teóricas com os dados empíricos coletados
- A credibilidade do relato para os que foram estudados e para os leitores
- A extensão em que a descrição da cultura do ambiente oferece uma base para um desempenho competente na cultura estudada
- A extensão em que os achados são transferíveis para outros ambientes
- A reflexividade do relato – isto é, o grau em que os efeitos das estratégias de pesquisa sobre os achados são avaliados e a quantidade de informações sobre o processo de pesquisa que é fornecido aos leitores

Esses critérios estão abertos à contestação. Por exemplo, é questionável se toda pesquisa deve estar voltada para o desenvolvimento de teoria. Ao mesmo tempo, muitos dos critérios listados não são exclusivos da pesquisa qualitativa (por exemplo, o grau em que os achados são transferíveis), sugerindo que existe uma conjuntura para avaliar tanto a pesquisa qualitativa como a quantitativa em relação aos mesmos padrões orientadores, ainda que a avaliação tenha sido configurada de acordo com o tipo de pesquisa usada.

Usando critérios da pesquisa quantitativa: realismo sutil

Hammersley [14] e Kirk e Miller [15] concordam que toda pesquisa envolve percepções e observações subjetivas e que diferentes métodos produzirão diferentes quadros dos fenômenos sociais que estão sendo estudados. Entretanto, diferentemente dos anti-realistas, eles argumentam que isso não significa que não possamos acreditar na existência de fenômenos independentes de nossas afirmativas a seu respeito; ou seja, existe alguma realidade subjacente que pode ser estudada. O papel da pesquisa qualitativa e da quantitativa é, assim, tentar representar essa realidade, mais do que imaginar que "a verdade" possa ser alcançada. Hammersley refere-se a isso como *realismo sutil*. A lógica dessa posição é que existem maneiras de avaliar as diferentes perspectivas oferecidas por diferentes processos de pesquisa umas em relação às outras e em relação a critérios de qualidade comuns tanto à pesquisa qualitativa como à quantitativa. Hammersley identifica os critérios comuns de validade e relevância (pelos quais quer dizer que a pesquisa toca em assuntos que importam às pessoas) como sendo fundamentais [10]. Os meios de avaliação, contudo, podem ser modificados para levar em conta as distintas metas das pesquisas qualitativa e quantitativa. Por exemplo, freqüentemente a pesquisa qualitativa não procura generalizar para uma população maior com fins de previsibilidade, mas busca compreender comportamentos específicos em um contexto que ocorra naturalmente. De forma similar, a confiabilidade, como é convencionalmente definida, pode ser de pouca relevância se situações singulares não puderem ser reconstruídas ou se o ambiente estudado estiver passando por considerável mudança social [16]. Uma revisão abrangente da literatura elaborada por Murphy e colaboradores [7] apóia o caso de Hammersley [10] para avaliar tal pesquisa conforme sua validade, definida como a extensão em que o relato representava detalhadamente os fenômenos sociais aos quais se referia, e sua relevância, definida em termos da capacidade da pesquisa de ajudar algum grupo de profissionais a resolver os problemas que enfrentam. Cada critério amplo será discutido separadamente.

Garantindo e avaliando a validade da pesquisa qualitativa

Não existem soluções mecânicas ou "fáceis" para limitar a probabilidade de haver erros na pesquisa qualitativa. Também não existe uma maneira única de separar a pesquisa qualitativa "boa" da "ruim", pois ela é muito diversificada.

Existem, contudo, diversas maneiras de melhorar a validade, sendo que cada uma delas requer o exercício do julgamento por parte do pesquisador e, em última análise, do leitor da pesquisa.

Triangulação

A triangulação envolve a comparação dos resultados entre dois ou mais métodos diferentes de coleta de dados (por exemplo, entrevistas e observação) ou, mais simplesmente, entre duas ou mais fontes de dados (por exemplo, entrevistas com membros de diferentes grupos de interesse). O pesquisador procura padrões de convergência para desenvolver ou corroborar uma interpretação global. A triangulação é geralmente aceita como um meio de assegurar a abrangência de um conjunto de achados. É mais controversa como teste genuíno de veracidade ou de validade de um estudo. Esse último baseia-se na suposição de que qualquer fragilidade em um método será compensada pelas potencialidades de outro. Ocasionalmente, os métodos qualitativos revelarão inadequações em medidas quantitativas ou mostrarão que resultados quantitativos são diferentes do comportamento observado. Por exemplo, as entrevistas em profundidade de Stone e Campbell no Nepal (mencionadas no Capítulo 1) revelaram atitudes muito diferentes em relação ao aborto e ao planejamento familiar em comparação com aquelas registradas em levantamentos formais sobre fertilidade [17]. De forma semelhante, a abordagem por métodos múltiplos de Meyer, discutida no Capítulo 11, ressalta a lacuna entre os achados derivados de escalas de atitude e conversas cotidianas e a prática em relação à participação leiga na atenção oferecida pela enfermaria por ela estudada [18]. Entretanto esse uso da triangulação é contestado. Silverman argumenta que dados de fontes diferentes só podem ser usados para identificar a natureza específica para o contexto de diferentes relatos e comportamentos [19]. Ressalta que as discrepâncias entre distintas fontes de dados (como médicos e seus pacientes) apresentam um problema de adjudicação entre relatos opostos. Assim, a triangulação pode ser mais bem encarada como uma maneira de tornar um estudo mais abrangente ou de estimular uma análise mais *reflexiva* dos dados (ver adiante) do que como um puro teste de validade.

Validação do respondente

A validação do respondente, ou a checagem do membro do grupo, como é às vezes denominada, inclui uma variedade de técnicas, nas quais o relato do investigador é comparado com os relatos daqueles que foram investigados a fim de estabelecer o nível de correspondência entre os dois grupos. As reações às análises daqueles que foram estudados são então incorporadas aos achados do estudo. Lincoln e Guba [11] consideram a validação do respondente como a checagem mais forte disponível sobre a credibilidade de um projeto de pesquisa. Contudo existem limitações para essas técnicas como testes de validação. Por exemplo, o relato produzido pelo pesquisador é projetado para um amplo público e será, inevitavelmente, diferente do relato de um informante individual simplesmente devido aos seus papéis diferentes no processo de pesquisa. Como resultado, é melhor pensar sobre a validação do respondente como parte de um processo de redução de erros, o que também gera dados originais adicionais, que, por sua vez, requerem interpretação, ao invés de uma checagem direta da validade [20].

Exposição clara dos métodos, da coleta e da análise de dados

Já que os métodos usados em todos os tipos de pesquisa social indubitavelmente influenciam os objetos de indagação (e os pesquisadores qualitativos estão particularmente cientes disto), é importante fornecer um relato claro do processo de coleta e de análise de dados. Isso é feito de tal modo que os leitores possam julgar as evidências sobre as quais são tiradas as conclusões, dando-se conta da maneira como as evidências foram agrupadas e analisadas. Por exemplo, em um estudo observacional, seria particularmente pertinente documentar o período de tempo em que as observações foram feitas e a profundidade ou a qualidade do acesso do pesquisador ao ambiente de pesquisa.

Um deslize comum nos relatórios de pesquisa qualitativa é o relato inadequado do processo de análise de dados (ver Capítulo 7). Isso é composto pela natureza indutiva de boa parte do trabalho qualitativo, no qual uma conceitualização prévia é extremamente inadequada, já que o objetivo é desenvolver novos conceitos e categorias, além de identificar suas relações no processo de realização da pesquisa. Como resultado, os processos de coleta e análise de dados estão freqüentemente interligados. Mesmo assim, ao final do estudo, deveria ser possível oferecer um claro relato de como sistemas anteriores e mais simples de classificação evoluíram para estruturas de codificação mais sofisticadas e daí para conceitos e explicações claramente definidos para os dados coletados. Em algumas situações, pode ser adequado avaliar a confiabilidade interavaliador da codificação ao pedir que outro pesquisador, separadamente, codifique alguns dos dados brutos usando critérios de codificação previamente acordados. Quando isso não for possível ou apropriado (ver Capítulo 7, sobre análise, para saber mais a esse respeito), pode ser preferível demonstrar que foi examinada uma variedade de explicações em potencial para dar significado aos dados coletados. Por fim, é importante incluir no relato escrito dados suficientes que permitam ao leitor julgar se a interpretação oferecida está adequadamente apoiada pelos dados. Essa é uma das razões pelas quais os relatórios de pesquisas qualitativas em geral são mais longos do que os de estudos quantitativos, já que pode ser difícil resumir os dados que sustentam um conceito ou uma explicação.

Reflexividade

Reflexividade significa sensibilidade às maneiras pelas quais o pesquisador e o processo de pesquisa formataram os dados coletados, inclusive o papel de suposições e experiências anteriores, as quais podem influenciar mesmo as indagações indutivas mais reconhecidas. Os pesquisadores podem manter um diário pessoal de pesquisa ao longo da coleta e da análise de dados para registrar suas reações aos eventos que ocorrerem durante o período da pesquisa. Podem e devem tornar evidentes vieses pessoais e intelectuais no início de qualquer relatório de pesquisa para melhorar a credibilidade de seus achados. Os efeitos de características pessoais como idade, gênero, classe social e *status* profissional (por exemplo, médico, enfermeiro, fisioterapeuta, sociólogo, etc.) sobre os dados coletados e a "distância" entre o pesquisador e os pesquisados também precisam ser discutidos.

Atenção aos casos negativos

Além de examinar explicações alternativas para os dados coletados, uma tática estabelecida há longo tempo para reduzir os erros é procurar e discutir elementos nos dados que contradigam, ou pareçam contradizer, a explicação emergente dos fenômenos sob estudo. A *análise dos casos desviantes* ajuda a refinar a análise até que se possa explicar todos ou a vasta maioria dos casos sob exame. É similar à investigação popperiana de evidências que desmontem teorias estabelecidas nas ciências naturais e pode ajudar a se contrapor a algumas das idéias preconcebidas que todos os pesquisadores trazem para sua pesquisa. Dessa maneira, pode contribuir para aumentar a sofisticação e a credibilidade dos relatórios de pesquisa [21]. Uma outra versão da análise de caso desviante ou negativo é tentar incorporar achados aparentemente diferentes de estudos distintos a uma síntese mais ampliada e refinada (ver Capítulo 13 sobre síntese qualitativa).

Conduta justa

A técnica final para redução do viés na pesquisa qualitativa é garantir que o projeto da pesquisa incorpore explicitamente uma larga variedade de perspectivas diferentes de modo que o ponto de vista de um grupo nunca seja apresentado como a única verdade para qualquer situação. Dingwall [22] cunhou o termo "conduta justa" para descrever esse processo de tentar não ser parcial;

para ele, a conduta justa demarca a diferença entre as ciências sociais e o "jornalismo de denúncia". Entretanto essa preocupação de lidar de forma igual com todos os estudados não é compartilhada por todos os pesquisadores. Na verdade, existe uma longa tradição na sociologia, datando dos anos 1920, na Escola de Chicago, de adotar a perspectiva do "oprimido" contra a visão dominante das elites poderosas [23]. Essa posição foi severamente criticada nos últimos tempos. Strong sarcasticamente descreveu-a como estando mais preocupada com ficar "de bem" do que estar certo [24].

Relevância

Hammersley argumentou que a pesquisa qualitativa de boa qualidade deve ser de alguma forma relevante a uma preocupação pública, embora isso necessariamente não signifique que a pesquisa deva aderir servilmente às preocupações ou aos problemas imediatos definidos pelos legisladores, profissionais ou administradores [10]. A pesquisa pode ser "relevante" quando soma algo ao conhecimento ou aumenta a confiança pela qual o conhecimento existente é considerado.

Uma outra dimensão importante da relevância é a extensão em que os achados podem ser generalizados para além do ambiente no qual foram gerados. Freqüentemente os pesquisadores quantitativos criticam estudos qualitativos por sua falta de representatividade e resultante falta de possibilidade de generalização. É possível, contudo, usar formas de amostragem por probabilidade, como técnicas de amostragem estratificada, na pesquisa qualitativa a fim de assegurar que a variedade de ambientes escolhidos seja representativa da população sobre a qual o pesquisador deseja generalizar. Uma outra tática é assegurar que o relatório de pesquisa possua detalhes descritivos suficientes para que o leitor seja capaz de julgar se os achados se aplicam ou não a outros ambientes similares.

Por fim, deve-se reconhecer que a generalização a partir da pesquisa qualitativa não se baseia exclusivamente em noções de lógica estatística. O grau em que as inferências podem ser feitas de um ambiente para outro depende tanto da adequação da teoria explicativa sobre a qual estão baseadas quanto da representatividade estatística [21]. Assim, o teste é se as categorias de casos ou ambientes que teoricamente são similares comportam-se da mesma maneira em vez de casos ou ambientes que sejam substantivamente similares. Uma forma de olhar para isso é examinar a extensão na qual a amostra de casos estudados inclui toda a variedade de casos potencialmente relevantes. Isto é a *amostragem teórica*, na qual uma amostra inicial é feita para incluir fatores que possam, tanto quanto possível, afetar a variabilidade do comportamento, mas é, então, aumentada, como é necessário, à luz de achados anteriores e da teoria emergente que explica aquele comportamento [2]. Sob a amostragem conceitual ou teórica, os grupos estatísticos "minoritários" comumente estão sobre-representados a fim de testar se as explicações emergentes sustentam-se quando aplicadas a populações muito diferentes. A amostra completa, portanto, tenta incluir toda a variedade de ambientes relevantes à conceitualização do assunto.

O papel apropriado para as diretrizes de qualidade

O debate duramente discutido sobre se os critérios de qualidade deveriam ser aplicados à pesquisa qualitativa, juntamente com as diferenças de visão entre "especialistas" sobre quais critérios são adequados e como deveriam ser avaliados, precisaria advertir contra a confiança impensada a respeito de qualquer conjunto de diretrizes, seja para uso ao realizar tal pesquisa no primeiro local, seja subseqüentemente para julgar a qualidade dos resultados da pesquisa. A maioria dos critérios individuais propostos não é diretamente para avaliar. Cada um exige julgamentos a serem feitos. Diversas listas práticas de checagem foram publicadas para auxiliar no julgamento da qualidade do trabalho qualitativo [3-6]. As listas cobrem uma vasta gama de aspectos da pesquisa que potencialmente podem ser relevantes para o rigor de estudos qualitativos individuais de diversos tipos.

A mais recente e exaustiva é a estrutura produzida por Spencer e colaboradores em nome do Gabinete Ministerial do Reino Unido, resumida a seguir [8]. É uma tentativa de colocar um pouco de ordem nas estruturas disparatadas existentes. As autoras revisaram sistematicamente a literatura sobre pesquisa em relação a conceitos, padrões e medidas da qualidade na pesquisa qualitativa, incluindo todas as estruturas existentes (identificaram 29 redigidas em inglês em 2002). A equipe de pesquisa também entrevistou uma larga variedade de pesquisadores qualitativos e usuários de pesquisa para produzir uma estrutura para examinar avaliações qualitativas de políticas e programas sociais. A estrutura é baseada na perspectiva, da qual compartilhamos, de que as preocupações que estão por trás dos conceitos convencionais (quantitativos) de qualidade possuem relevância para a investigação qualitativa, mas precisam ser reformuladas e avaliadas diferentemente.

A estrutura está fortemente embasada em critérios e listas de checagem de avaliações anteriores de qualidade e tentativas de construção sobre as abordagens mais práticas até o presente. As autoras sabiamente enfatizam que é um auxiliar para o julgamento informado da qualidade, não um conjunto de regras a ser aplicado invariavelmente a todos os estudos qualitativos. É mais aplicável a relatos de pesquisas qualitativas avaliativas que tenham sido realizadas usando os métodos mais comuns; a saber, entrevistas individuais, grupos focais, observação e análise documental. No entanto os princípios e muitas das questões sugeridas podem ser aplicados à pesquisa usando uma gama maior de métodos (por exemplo, análise de conversação ou lingüística, pesquisa em arquivos ou histórica, métodos multimídia, etc.) e, com modificações adequadas, à pesquisa não-avaliativa. Embora a estrutura tenha sido fundamentalmente projetada para avaliar os resultados de pesquisas concluídas, muitas das questões também podem ser utilizadas por pesquisadores em épocas diferentes durante a vida de um projeto de pesquisa em particular para ajudar a aperfeiçoar sua qualidade ou por aqueles que preparam ou avaliam propostas de pesquisa.

Estrutura de Spencer e colaboradores para avaliação da qualidade da pesquisa qualitativa

A estrutura compreende um conjunto de princípios orientadores, um conjunto de questões para avaliação e, para cada questão, um conjunto de indicadores de qualidade.

Princípios orientadores

Existem quatro princípios derivados de temas recorrentes na literatura e entrevistas realizadas que sustentam a estrutura e ajudam a organizar o conjunto de questões de avaliação. Os princípios indicam que a avaliação qualitativa de pesquisa deveria ser:
- *Contribuidora* para o avanço de um maior conhecimento ou compreensão sobre política, prática ou teoria (próximo da noção de "relevância" discutida anteriormente);
- *Defensível no design* pela oferta de uma estratégia de pesquisa que possa abordar as questões colocadas (isto é, os métodos de investigação deveriam ser adequados aos objetivos do estudo);
- *Rigorosa na conduta* por meio da coleta, análise e interpretação sistemática e transparente de dados qualitativos (isso inclui as técnicas específicas para assegurar a validade discutida); e
- *Crível nas afirmativas* por intermédio da oferta de argumentos bem fundamentados e plausíveis a respeito da significância das evidências geradas.

Questões de avaliação

Os princípios orientadores são usados para identificar 18 questões de avaliação para ajudar a avaliar estudos. Cobrem todos os aspectos e processos-chave envolvidos em estudos qualitativos: *design*, amostragem, coleta de dados, análise, elaboração de relatório, reflexividade e neutralidade, ética, auditagem e avaliação dos achados. Ao avaliar estudos concluídos, sugere-se que os achados sejam avaliados primeiro, já que isso ajudará na avaliação do processo de pesquisa que os precedeu.

Indicadores de qualidade

Para cada questão de avaliação existe uma série de indicadores de qualidade que apontam para os tipos de informação necessária para julgar se um aspecto relevante de qualidade foi alcançado ou não. Embora a lista seja bem detalhada (ver Tabela 8.1), não tenciona ser abrangente, pois outros indicadores podem precisar ser adicionados para estudos específicos e, em troca, nem todos os indicadores serão relevantes para todos os estudos sendo avaliados. É desejável possuir algum conhecimento de pesquisa qualitativa e alguma experiência no uso de métodos qualitativos ao utilizar a estrutura, particularmente para determinar o peso relativo a atribuir a diferentes indicadores no contexto de estudos específicos.

A estrutura

Detalhes completos da estrutura e sua derivação podem ser encontrados em Spencer e colaboradores [8]. A Tabela 8.1 fornece um resumo disso.

Conclusão

Embora o tópico da qualidade na pesquisa qualitativa e em serviços de saúde venha recebendo considerável atenção, nos idos de 1998, Dingwall e colaboradores foram capazes de afirmar, legitimamente, que "a qualidade na pesquisa qualitativa é um mistério para muitos pesquisadores em serviços de saúde" [25]. Este capítulo demonstrou como pesquisadores qualitativos tardios se empenham para resolver essa deficiência em suas pesquisas e no desenho de estruturas para avaliação da qualidade de estudos. Delineou os amplos debates sobre a natureza do conhecimento produzido pela pesquisa qualitativa e indicou algumas das principais maneiras de assegurar a validade e a relevância de estudos qualitativos. Por fim, expôs a mais recente e, supostamente, uma das mais abrangentes estruturas para avaliação da qualidade de estudos qualitativos.

Da mesma forma que na pesquisa quantitativa, a estratégia básica para assegurar o rigor e, assim, a qualidade na pesquisa qualitativa é o *design*, a coleta de dados, a interpretação e a comunicação sistemática e autoconsciente na pesquisa. A pesquisa qualitativa tem muito a oferecer. Seus métodos podem e, de fato, enriquecem nosso conhecimento sobre saúde e atenção

Tabela 8.1 Estrutura para avaliar estudos qualitativos, particularmente avaliação de políticas

Aspectos/processos do estudo	Questões de avaliação	Indicadores de qualidade (possíveis aspectos do estudo a ser considerado)
Achados	1. Qual a credibilidade dos achados?	Os achados são sustentados por dados/evidências do estudo Os achados "têm sentido", isto é, possuem uma lógica coerente Os achados encontram eco em outros conhecimentos Evidências corroborantes são usadas para apoiar ou refinar os achados (outras fontes de dados ou outras evidências de pesquisa)
Achados	2. Como conhecimentos ou entendimentos foram incrementados pela pesquisa?	Revisão de literatura resumindo conhecimento prévio e aspectos-chave levantados por pesquisas anteriores Metas e *design* relacionados a conhecimentos preexistentes, mas identificando novas áreas para investigação Discussão com credibilidade e clareza sobre como os achados contribuíram para o conhecimento e podem ser aplicados ao desenvolvimento de políticas, práticas ou teorias Achados apresentados de uma forma que oferece novos *insights* ou maneiras alternativas de pensar Discussão de limitações de evidências e do que permanece desconhecido ou não esclarecido
Achados	3. O estudo aborda bem suas metas e objetivos originais?	Elaboração clara das metas e dos objetivos, incluindo razões para qualquer modificação Achados claramente vinculados aos objetivos do estudo Resumo/conclusões relacionados às metas Discussão das limitações do estudo em responder às metas
Achados	4. O âmbito para fazer inferências mais amplas está bem explicado?	Discussão do que pode ser generalizado para a população mais ampla da qual foi retirada a amostra ou foram selecionados os casos Descrição detalhada dos contextos em que os dados foram coletados para permitir avaliação da aplicabilidade a outros ambientes Discussão sobre como proposições/achados podem estar relacionados a teorias e considerações mais amplas de explicações antagônicas Fornecimento de evidências para apoiar afirmativas para inferências mais amplas Discussão das limitações para fazer inferências mais amplas

(continua)

Tabela 8.1 Continuação

Aspectos/processos do estudo	Questões de avaliação	Indicadores de qualidade (possíveis aspectos do estudo a ser considerado)
Achados	5. A base para uma estimativa avaliadora está clara? *(somente relevante para avaliações)*	Discussão de como julgamentos avaliativos (por exemplo, de efetividade) foram alcançados Descrição de qualquer critério formal de avaliação utilizado Discussão da natureza e da fonte de qualquer divergência em avaliação Discussão de qualquer conseqüência não intencional de política/intervenção, seu impacto e por que ocorreu
Design	6. Em que medida o *design* da pesquisa é defensível?	Discussão de como a estratégia global da pesquisa foi desenhada para responder às metas do estudo Discussão dos fundamentos para o *design* do estudo Argumentos convincentes para aspectos/componentes específicos Uso de diferentes aspectos e fontes de dados como evidências nos achados apresentados Discussão das limitações de *design* e suas implicações para as evidências produzidas
Amostra	7. O *design* da amostra ou a seleção dos casos/documentos-alvo é bem defendido?	Descrição dos locais do estudo e como e por que foram escolhidos Descrição da população de interesse e como a seleção da amostra está relacionada a ela Fundamentos para seleção da amostra, ambientes ou documentos-alvo Discussão de como a(s) amostra/seleções permitiu(ram) as necessárias comparações a serem feitas
Amostra	8. A composição final da amostra/ inclusão de casos está bem descrita?	Descrição detalhada da amostra alcançada/grupos abrangidos Esforços feitos para maximizar a inclusão de todos os grupos Discussão de qualquer perda de cobertura em amostras/casos alcançados e implicações para evidências do estudo Documentação dos motivos para a não-participação entre amostras abordadas ou casos selecionados Discussão do acesso e métodos de abordagem e de como eles afetariam a cobertura

Coleta de dados	9. Os dados foram bem coletados?	Discussão de quem coletou os dados; procedimentos e documentos usados; conferência da origem, *status* e autoria dos documentos Gravação em áudio ou vídeo das entrevistas, grupos focais, discussões, etc. (se não foi o caso, houve justificativa?) Descrição de convenções para fazer anotações de campo Descrição de como os métodos de trabalho de campo podem ter influenciado os dados coletados Demonstração, por meio de descrição e uso de dados, de que foi alcançada profundidade, detalhamento e riqueza na coleta
Análise	10. A análise foi bem transmitida?	Descrição da forma dos dados originais (por exemplo, transcrições, observações, anotações, documentos, etc.) Fundamentação clara para a escolha do método, instrumentos ou pacote para manejo dos dados Evidências de como categorias, classes, rótulos, etc., analítico-descritivos foram gerados e usados Discussão exemplificada de como qualquer conceito, tipologia, etc., analítico-construído foi planejado e usado
Análise	11. Os contextos das fontes de dados são bem retidos e descritos?	Descrição de antecedentes, história e características socioeconômicas/organizacionais dos sítios/ambientes do estudo Perspectivas/observações dos participantes são colocadas em contexto pessoal (por exemplo, uso de estudo de caso, vinhetas, etc. são anotadas com detalhes dos participantes) Explicação das origens dos documentos escritos Uso de métodos para gerenciamento dos dados que preservem o contexto (isto é, facilitem a análise do caso)
Análise	12. A diversidade de perspectivas e conteúdo foi bem explorada?	Discussão da contribuição do *design* da amostra/seleção de casos para a geração de diversidade Descrição de diversidade/múltiplas perspectivas/posições alternativas nas evidências exibidas Evidências de atenção a casos negativos, estranhos ou exceções (casos desviantes) Tipologias/modelos de variação derivadas e discutidas Exame das razões para posições opostas ou diferentes Identificação de padrões de associação/vinculação com posições/grupos divergentes

(continua)

Tabela 8.1 Continuação

Aspectos/processos do estudo	Questões de avaliação	Indicadores de qualidade (possíveis aspectos do estudo a ser considerado)
Análise	13. O detalhamento, a profundidade e a complexidade (isto é, riqueza) dos dados foram bem transmitidos?	Uso e exploração de termos, conceitos e significados dos participantes Descrição de sutilezas/complexidades nos dados Discussão de explicações explícitas e implícitas Detecção de fatores/influências subjacentes Identificação de padrões de vínculo associativo/conceitual nos dados Apresentação de extratos/observações textuais esclarecedores
Relatório	14. O vínculo entre os dados, a interpretação e as conclusões é claro?	Vínculos conceituais claros entre comentários analíticos e apresentação dos dados originais (isto é, o comentário está relacionado aos dados citados) Discussão de como/por que uma interpretação em particular é atribuída a aspectos específicos dos dados com extratos ilustrativos para apoiá-la Discussão de como explicações, teorias e conclusões foram derivadas; como se relacionam com interpretações e conteúdo dos dados originais; e se explicações alternativas foram exploradas Apresentação de casos negativos e como são colocados fora das principais proposições/teorias; ou como proposições/teorias foram revisadas para incluí-los
Relatório	15. O relatório é claro e coerente?	Demonstra um vínculo entre metas/questões de estudo Fornece um relato temático narrativo ou claramente construído Possui estrutura e indicações que orientam o leitor Fornece informações acessíveis para públicos-alvo Mensagens-chave são ressaltadas ou resumidas

Reflexividade e neutralidade	16. As suposições, perspectivas teóricas e valores que deram formato à pesquisa e a seu relatório estão claros?	Discussão/evidências das principais suposições, hipóteses e teorias sobre as quais o estudo foi baseado e como afetaram cada estágio do estudo Discussão/evidências de perspectivas ideológicas, valores e filosofia dos pesquisadores e como afetaram os métodos e a substância do estudo Evidências de abertura a maneiras novas/alternativas de encarar o assunto, as teorias ou as suposições Discussão de como pode ter aparecido erros ou vieses em cada estágio da pesquisa e como esse perigo foi abordado, se é que o foi Reflexões sobre o impacto do(s) pesquisador(es) sobre o processo de pesquisa
Ética	17. Que evidências existem de atenção a aspectos éticos?	Evidências de cuidado/sensibilidade aos contextos e aos participantes da pesquisa Documentação de como a pesquisa foi apresentada em ambientes de estudo e aos participantes Documentação dos procedimentos de consentimento e informação fornecidos aos participantes Discussão de como o anonimato dos participantes/fontes foi protegido, se adequado ou factível Discussão de qualquer medida para oferecer informação, aconselhamento, apoio, etc. depois de estudo em que a participação expôs a necessidade disso Discussão de dano ou dificuldade em potencial causada pela participação e como foi evitada
Auditagem	18. O processo de pesquisa foi adequadamente documentado?	Discussão da potencialidade e da fragilidade das fontes de dados e métodos Documentação de mudanças feitas no *design* e razões; implicações para a abrangência do estudo Documentos e razões para mudanças na abrangência da amostra, na coleta de dados, na análise, etc. e implicações Reprodução dos principais documentos do estudo (por exemplo, orientação para entrevistas, estruturas para gerenciamento dos dados, cartas para convite)

Adaptada de Spencer et al. [8: 22-28], Crown Copyright.

à saúde. Contudo não é uma opção fácil nem o caminho para uma resposta rápida. Como Dingwall e colaboradores concluem, "a pesquisa qualitativa requer uma real habilidade, uma combinação de pensamento e de prática e não pouca paciência" [25].

Leitura adicional

Murphy E, Dingwall R, Greatbatch D, Parker S & Watson P. Qualitative research methods in health technology assessment: a review of the literature. *Health Technology Assessment* 1998; **2**(16).

Spencer L, Ritchie J, Lewis J & Dillon L. *Quality in Qualitative Evaluation: A Framework for Assessing Research Evidence*. London: Government Chief Social Researcher's Office, Prime Minister's Strategy Unit, Cabinet Office, 2003. www.strategy.gov.uk

Referências

1. Harding G & Gantley M. Qualitative methods: beyond the cookbook. *Family Practice* 1998; **15:** 76-79.
2. Faltermaier T. Why public health research needs qualitative approaches: subjects and methods in change. *European Journal of Public Health* 1997; **7:** 357-363.
3. Boulton M & Fitzpatrick R. Qualitative methods for assessing health care. *Quality in Health Care* 1994; **3:** 107-113.
4. Blaxter M. Criteria for evaluation of qualitative research. *Medical Sociology News* 1996; **22:** 68-71.
5. Secker J, Wimbush E, Watson J et al. Qualitative methods in health promotion research: some criteria for quality. *Health Education Journal* 1995; **54:** 74-87.
6. Mays N & Pope C. Rigour in qualitative research. *British Medical Journal* 1995; **311:** 109-112.
7. Murphy E, Dingwall R, Greatbatch D et al. Qualitative research methods in health technology assessment: a review of the literature. *Health Technology Assessment* 1998; **2**(16).
8. Spencer L, Ritchie J, Lewis J et al. *Quality in Qualitative Evaluation: A Framework for Assessing Research Evidence*. Government Chief Social Researcher's Office, Prime Minister's Strategy Unit, Cabinet Office, London, 2003. http://www.strategy.gov.uk
9. Smith JK. The problem of criteria for judging interpretive inquiry. *Educational Evaluation and Policy Analysis* 1984; **6:** 379-391.
10. Hammersley M. *Reading Ethnographic Research*. Longman, New York, 1990.
11. Lincoln YS & Guba EG. *Naturalistic Inquiry*. SAGE, Newbury Park, CA, 1985: 84.
12. Popay J, Rogers A & Williams G. Qualitative research and the gingerbread man. *Health Education Journal* 1995; **54:** 389-443.
13. Popay J, Rogers A & Williams G. Rationale and standards for the systematic review of qualitative literature in HSR. *Qualitative Health Research* 1998; **8:** 341-351.
14. Hammersley M. *What's Wrong with Ethnography?* Routledge, London, 1992.

15. Kirk J & Miller M. *Reliability and Validity in Qualitative Research*. Qualitative Research Methods Series No 1. SAGE, London, 1986.
16. Seale C & Silverman D. Ensuring, rigour in qualitative research. *European Journal of Public Health* 1997; **7:** 379-384.
17. Stone L & Campbell JG. The use and misuse of surveys in international development: an experiment from Nepal. *Human Organisation* 1986; **43:** 27-37.
18. Meyer JE. Lay participation in care in a hospital setting: an action research study. London: University of London, unpublished PhD thesis, 1995.
19. Silverman D. *Interpreting Qualitative Data: Methods for Analysing Talk, Text and Interaction*. SAGE, London, 1993.
20. Bloor M. Techniques of validation in qualitative research: a critical commentary. In: Miller G & Dingwall R, eds. *Context and Method in Qualitative Research*. SAGE, London, 1997: 37-50.
21. Silverman D. Telling convincing stories: a plea for more cautious positivism in case studies. In: Glassner B & Moreno JD, eds. *The Qualitative-Quantitative Distinction in the Social Sciences*. Kluwer Academic, Dordrecht, 1989:57-77.
22. Dingwall R. Don't mind him – he's from Barcelona: qualitative methods in health studies. In: Daly J, McDonald I & Willis E, eds. *Researching Health Care*. Tavistock/Routledge, London, 1992: 161-75.
23. Guba EG FT Lincoln YS. *Fourth Generation Evaluation*. SAGE, Newbury Park, CA, 1989.
24. Strong P. Qualitative sociology in the UK. *Qualitative Sociology* 1988; **11:** 13-28.
25. Dingwall R, Murphy E, Watson P *et al.* Catching goldfish: quality in qualitative research. *Journal of Health Services Research and Policy* 1998; **3:** 167-172.

Capítulo 9

Combinando métodos qualitativos e quantitativos

Alicia O'Cathain, Kate Thomas

A pesquisa na saúde e na atenção à saúde pode ser apenas qualitativa ou quantitativa ou pode usar uma abordagem com métodos mistos que envolva "a integração qualitativa e quantitativa da coleta e da análise de dados em um único estudo ou programa de investigação" [1: 7]. Os Capítulos 10-12 examinam alguns estilos de pesquisa que fazem isso. Um motivo comum para mesclar métodos é expandir o âmbito da investigação ao acessar uma variedade maior de dados. Os exemplos incluem um estudo etnográfico realizado juntamente com um ensaio randomizado controlado a respeito do uso de folhetos para promoção da escolha informada na atenção no atendimento em maternidades para alcançar uma melhor compreensão de como a intervenção foi feita na prática [2,3], ou entrevistas em profundidade realizadas após um levantamento sobre o uso da atenção primária para explicar os padrões de utilização demonstrados no mesmo [4]. Infelizmente, às vezes os pesquisadores utilizam as expressões "métodos mistos", "multimétodos" e "métodos múltiplos" de maneira intercambiável. Podem significar o uso de diversas combinações de métodos *qualitativos* em um único estudo ou o uso combinado de diferentes métodos *quantitativos*, ou podem significar pegar emprestado uma técnica de amostragem ou análise associada a uma metodologia para uso em outra. Neste capítulo, a expressão "métodos mistos" é utilizada para significar a combinação de componentes qualitativos e quantitativos em um único estudo.

Métodos mistos: necessidade ou impossibilidade?

Para melhorar a relevância da pesquisa relacionada à política, legisladores e pesquisadores estão alargando o âmbito das questões de pesquisa feitas. Por exemplo, não desejam mais abordar somente a questão específica sobre se as intervenções funcionam, mas também desejam compreender como elas funcionam e como desenvolver melhor tanto as intervenções como as avaliações que podem ser implementadas em ambientes de atenção à saúde. Métodos diferentes possuem diferentes potencialidades e fragilidades para abordar essas questões, sendo os métodos qualitativos adequados para abordar como as intervenções operam e os métodos quantitativos mais adaptados para abordar se essas intervenções são efetivas. Esse crescente reconhecimento da complexidade de fatores que afetam a saúde e a atenção à saúde [5], bem como o desejo de responder a uma variedade maior de questões a seu respeito, transformaram a abordagem com métodos mistos em uma necessidade. Entretanto essa abordagem só é apropriada para alguns conjuntos de questões de pesquisa, e os pesquisadores precisam providenciar uma justificativa explícita sobre a razão de uma abordagem com métodos mistos ser adequada ao seu estudo. Projetar estudos com métodos mistos somente por parecer que todo mundo está fazendo isso ou porque órgãos de financiamento gostam deles [6] pode simplesmente resultar em "métodos misturados".

Embora a justificativa-chave para o uso de métodos mistos na pesquisa em saúde e em atenção à saúde seja de ordem prática, alguns pesquisadores assumem a posição de que métodos associados a diferentes posições ou paradigmas teóricos não podem nem deveriam ser misturados. Tipicamente, os métodos quantitativos estão associados ao positivismo e a idéias a respeito de uma realidade social objetiva externa ao pesquisador, enquanto os métodos qualitativos estão associados à interpretação e a idéias sobre uma realidade social constituída por intermédio de significados subjetivos que as pessoas vinculam aos fenômenos (ver Capítulo 1). Os pesquisadores que se engajam em estudos com métodos mistos podem escapar de tais debates filosóficos e adotar uma abordagem pragmática do tipo "se funciona, então use". Ou podem trazer consigo um "realismo sutil" (discutido no Capítulo 8) que acomoda tanto métodos qualitativos como quantitativos. Finalmente podem usar as diferenças teóricas e metodológicas em um estudo para originar mais *insights* do que seria possível com qualquer um dos métodos separadamente [7]. Os pesquisadores que adotam uma posição pragmática podem falhar no reconhecimento de diferenças teóricas e metodológicas até que os problemas apareçam em uma equipe, por exemplo, se a "mistura" resultante começar a revelar as diferentes perspectivas dos pesquisadores [8]. Vale a pena, desde o início, estar ciente dessas diferenças de perspectiva no interior de qualquer equipe de pesquisa com métodos mistos já que sustentam opiniões diferentes sobre a coleta e a análise de dados e sobre o que constitui uma pesquisa de boa qualidade. É provável que seja importante explorar prováveis diferenças na equipe antes de embarcar na pesquisa.

Maneiras de combinar métodos qualitativos e quantitativos

Este capítulo objetiva demonstrar que a mistura cuidadosa e intencional de métodos pode resultar em desfechos de pesquisa bem-sucedidos. Os pesquisadores têm descrito uma variedade de maneiras de combinar métodos qualitativos e quantitativos tanto na pesquisa em saúde [6] como na pesquisa social (ver Quadro 9.1) [9]. As abordagens com métodos mistos têm sido usadas na pesquisa avaliativa exploratória e para desenvolver instrumentos de pesquisa.

Métodos mistos na avaliação da atenção à saúde

Historicamente, a abordagem para avaliação em atenção à saúde no Reino Unido tem sido focada nos desfechos, usando ensaios randomizados controlados ou *designs* quase-experimentais, como estudos do tipo "antes e depois", para testar a efetividade das intervenções. Existem, contudo, muitos exemplos de estudos avaliativos com métodos mistos em saúde no Reino Unido [10] e muitas reflexões perspicazes sobre essa abordagem em pesquisa avaliativa educacional nos Estados Unidos [11]. Quatro abordagens sobre métodos combinados em um único estudo de avaliação estão sendo desenvolvidas. Primeiramente, os métodos qualitativos podem ser usados em um processo de avaliação realizado paralelamente a um ensaio randomizado controlado (ERC) ou outro *design* ex-

---

Quadro 9.1 Maneiras de combinar métodos qualitativos e quantitativos [9]

Achados de diferentes métodos são confrontados entre si
A pesquisa qualitativa facilita a pesquisa quantitativa pela geração de hipóteses para testagem ou geração de itens para um questionário
A pesquisa quantitativa facilita a pesquisa qualitativa pela identificação de pessoas para participarem na investigação qualitativa
A pesquisa qualitativa e a quantitativa são usadas conjuntamente para fornecer um quadro maior ou mais rico
A pesquisa quantitativa acessa aspectos estruturais, enquanto a pesquisa qualitativa acessa processos
A pesquisa quantitativa enfatiza as preocupações do pesquisador, enquanto a pesquisa qualitativa enfatiza as preocupações dos sujeitos
A pesquisa quantitativa ajuda a generalizar os achados qualitativos
A pesquisa qualitativa facilita a interpretação dos achados da pesquisa quantitativa

perimental, utilizando observação e entrevistas para estudar como uma intervenção funciona na prática. Existem numerosos exemplos dessa abordagem [2,3] e, com igual importância, existe uma crescente literatura enfocando os aspectos originados da experiência dos pesquisadores desses estudos [12-14]. Em segundo lugar, os métodos majoritariamente qualitativos de pesquisa-ação podem ser usados em uma avaliação "formativa" que ocorra antes ou simultaneamente a uma avaliação que seja preponderantemente "somatória" [15]. Aqui, a pesquisa qualitativa é utilizada para ajudar os profissionais de serviços a desenvolverem a intervenção *in situ* (avaliação "formativa"), enquanto a pesquisa quantitativa é usada para mensurar se a intervenção funcionou (avaliação "somatória"). Em terceiro lugar, a pesquisa qualitativa pode ser usada para aperfeiçoar o *design* e a condução do ensaio em si, em vez da intervenção. Em um exemplo pioneiro, a observação e as entrevistas com profissionais de saúde recrutando pacientes para um ERC foram utilizadas para identificar potenciais barreiras à participação no ensaio decorrente e resultaram em taxas de participação substancialmente aumentadas [16]. Finalmente, a pesquisa qualitativa pode ser empregada ao longo das diferentes fases do desenvolvimento e da avaliação de intervenções complexas para desenvolver uma melhor compreensão de como as intervenções podem funcionar e melhorar o modo pelo qual são oferecidas na prática durante as fases iniciais da pesquisa [5].

Pesquisa exploratória combinando métodos de levantamento e qualitativo

Existe uma longa história do uso de levantamentos com uma variedade de métodos qualitativos em pesquisa social [17]. Um exemplo da atenção à saúde é um estudo da relação entre necessidade, demanda e uso de serviços de atenção primária no qual Rogers e colaboradores utilizaram um levantamento e um diário de saúde de 423 pessoas acompanhadas por entrevistas em profundidade com 55 respondentes ao levantamento [4]. A análise do levantamento e do diário produziu um quadro de amostra para o componente qualitativo. A regressão logística identificou pessoas que poderiam ser usuários freqüentes devido às suas necessidades de saúde, mas que não o eram, e aquelas que não seriam usuários freqüentes, mas que o eram. Ao invés de pesquisar um grupo de pacientes e entrevistar um grupo separado concorrentemente, os pesquisadores fizeram uso de uma abordagem seqüencial, usando a análise quantitativa para identificar uma amostra dos casos incomuns para entrevista que otimizaram a capacidade de componente qualitativo gerar *insights* relevantes às perguntas de pesquisa. Os pesquisadores também juntaram o levantamento e as respostas das entrevistas para os entrevistados, analisando os dados quantitativos e qualitativos tanto juntos como em separado. Os autores concluíram que a abordagem com métodos mistos ofereceu-lhes uma compreensão ampliada da dinâmica do uso da atenção à saúde, sendo que o levantamento demonstrou a extensão em que as pessoas utilizavam autocuidado em relação aos serviços de atenção primária, enquanto o componente qualitativo esclareceu as maneiras pelas quais a experiência passada e o contexto doméstico afetavam a tomada de decisão. Trabalhar entre dados de um levantamento e de uma pesquisa dessa maneira requer habilidades particulares. Mason oferece um útil exame do processo de fazer conexões entre dados de levantamentos e de entrevistas, as técnicas para facilitar esse processo e as considerações epistemológicas envolvidas [18].

Uso de métodos mistos no desenvolvimento de instrumentos de pesquisa

Entrevistas qualitativas ou grupos focais podem ser utilizados para originar itens e linguagem para um questionário que será, então, usado em um levantamento. O componente qualitativo do estudo é considerado uma marca de qualidade, assegurando que o questionário é tanto relevante como abrangente para potenciais respondentes. Essa relação foi ampliada para incluir testagens cognitivas no projeto de questionários [19], no qual as entrevistas qualitativas são usadas para avaliar a validade das questões antes de finalizar o questionário. Uma aplicação relacionada está no desenvolvimento de medidas de desfechos, tais como índices de qualidade de vida relacionada à saúde ou satisfação do paciente. Tradicionalmente, a pesquisa qualitativa tem sido usada somente para originar itens para inclusão em uma nova medida. Contudo pode ser feito um uso mais extensivo do componente qualitativo para identificar conceitos subjacentes, que moldam tanto o instrumento como sua testagem psicométrica quantitativa subseqüente [20]. A pesquisa qualitativa pode ser usada para melhorar os instrumentos estabelecidos, bem como para desenvolver novos [21]. Além disso, os instrumentos de medida estabelecidos podem, eles mesmos, ser usados para estruturar as entrevistas qualitativas como um mecanismo para alcançar uma compreensão mais profunda do significado da saúde para grupos particulares de pacientes [22].

Projetando e analisando estudos com métodos mistos

Ao projetar estudos com métodos mistos, os pesquisadores precisam levar em consideração o propósito de mesclar métodos [11], a prioridade e a seqüência da mescla [23] e como e quando a integração ocorrerá. O propósito de mesclar métodos pode ser abordar dois que estejam vinculados e, igualmente importante, questões. Por exemplo, "folhetos promovem a escolha informada no atendimento à maternidade e como fazem (ou não) isso na prática?" [2,3]. Aqui os métodos são usados com a intenção de *complementaridade*, permitindo aos pesquisadores desvelarem diferentes perspectivas e ampliarem mais o quadro. Um propósito diferente é o do *desenvolvimento*, quando um método é usado explicitamente para ajudar o outro – por exemplo, grupos focais facilitam o *design* de um levantamento por questionário. Outro motivo comumente citado para a mescla de métodos é a *triangulação*, na qual os achados de dois métodos diferentes são comparados em busca de concordância (ver capítulo anterior para mais informações). Isso é problemático como um meio de assegurar a validade: os pesquisadores precisam estar esclarecidos sobre por que pode ser esperado que diferentes métodos com diferentes potências e fragilidades forneçam a mesma resposta e decidir qual será privilegiado como "correto" se a resposta diferir. Entretanto as abordagens com métodos mistos podem ser usadas como um meio de comparar conjuntos de dados ou achados para explorar convergências, divergências e contradições – um processo que também foi denominado *cristalização* [24]. Aqui, não é feita nenhuma suposição de convergência *a priori*, e as aparentes contradições entre achados são encaradas como "discrepâncias intermétodo" que podem levar a *insights* mais valiosos [17].

A prioridade e a seqüência de métodos podem ser usadas para distinguir entre diferentes métodos mistos [23]. A prioridade denota se um método é dominante; por exemplo, o *status* de um levantamento pode ser originar uma amostra para um estudo predominantemente qualitativo, ou tanto o levantamento como o estudo por entrevista podem ter *status* igual. A prioridade de acordo com um componente terá implicações para uso de recursos, profundidade de análise e divulgação dos achados de diferentes componentes do estudo. Os métodos podem ser desenvolvidos concorrentemente ou seqüencialmente. Ou pode haver um processo repetido pelo qual um componente qualitativo é usado para desenvolver uma hipótese, que então é testada em um levantamento, o qual é seguido por um componente qualitativo adicional para explorar achados não usuais ou interessantes do levantamento.

Finalmente, os pesquisadores precisam considerar quando e como serão feitas conexões entre os componentes em um estudo. Às vezes, isso é elaborado no *design*; por exemplo, um levantamento pode identificar uma amostra para entrevistas em profundidade. A conexão, aqui, é que a análise de um método produz um quadro de amostragem para outro método que, de outra forma, estaria indisponível ou seria difícil de ser obtido. Quando os métodos são aplicados concorrentemente, como e onde a integração ou as conexões entre os métodos ocorrerão precisará ser explicitada. De acordo com a definição de métodos mistos aqui utilizada, ambos os conjuntos de dados serão analisados separadamente. Decisões precisarão, contudo, ser tomadas quando os achados dos dois componentes forem conectados. A cristalização dos achados de ambos os componentes pode ser relatada na seção de resultados ou discussão de um relatório. Alternativamente, a integração pode ocorrer mais cedo quando os achados de um método afetarem como o outro método é analisado; por exemplo, o componente qualitativo pode identificar uma tipologia de oferta de serviços que pode, então, ser usada na análise quantitativa. Também existe oportunidade para que os dados brutos dos componentes qualitativos e quantitativos sejam agrupados. Por exemplo, o questionário e a transcrição da entrevista de um indivíduo podem ser comparados com outros casos em busca de padrões. Isso pode envolver a "quantificação" dos dados qualitativos, ou seja, designar códigos para a presença ou ausência de temas nos casos individuais, ou transformar dados quantitativos em texto para análise qualitativa [8].

Obtendo o máximo dos estudos com métodos mistos

Barbour sugeriu que estudos com métodos mistos podem produzir um todo maior do que a soma das partes [6]. Os pesquisadores engajados em estudos com métodos mistos podem desejar considerar que o "produto" extra seja, acima de tudo, um estudo qualitativo e um estudo quantitativo realizados independentemente. O produto é um melhor instrumento quantitativo, acesso a uma amostra difícil de alcançar, mais e mais profundos *insights*, uma análise mais focada de um componente, um quadro mais arredondado ou mais ou menos confiança nos achados? Às vezes, os pesquisadores refletem sobre esses aspectos nas seções de discussão dos relatórios, mas então publicam os componentes qualitativos e quantitativos separadamente. Embora possam existir barreiras práticas, os pesquisadores precisam levar em consideração a redação de publicações sobre métodos mistos [25], ou ao menos serem explícitos sobre as conexões entre métodos em publicações que enfocam os resultados de um único componente metodológico [26].

Mesclando métodos na pesquisa secundária

Este capítulo enfocou o uso de métodos mistos para pesquisa primária. Mais recentemente, foi realizado um trabalho explorando as diferentes maneiras de sintetizar evidências a partir de estudos qualitativos e quantitativos existentes (ver Capítulo 13). Os pesquisadores também podem utilizar uma mescla de pesquisa secundária e primária – por exemplo, combinar uma revisão sistemática quantitativa (pesquisa secundária) com entrevistas qualitativas projetadas para obter a opinião de parceiros a respeito do tópico sob estudo (pesquisa primária).

Conclusões

Combinar métodos qualitativos e quantitativos é uma importante abordagem a considerar como parte de um rol de *designs* de estudo disponíveis aos pesquisadores. Tais estudos com métodos mistos provavelmente originam um "valor agregado", mas serão tão desafiadores como recompensadores. Os pesquisadores podem precisar se engajar nas diferenças metodológicas que existem nas equipes multidisciplinares de pesquisa e trabalhar muito para fazer com que tais estudos produzam seu potencial. Estudos bem-sucedidos exigem que os pesquisadores sejam explícitos a respeito de sua fundamentação para usar métodos mistos e para levar adiante o processo de *integração* entre métodos tão seriamente quanto os componentes individuais.

Leitura adicional

Brannen J. ed. *Mixing Methods: Qualitative and Quantitative Research.* Aldershot, Ashgate, 1992.

Creswell JW. *Research Design. Qualitative, Quantitative, and Mixed Methods Approaches*, 2nd edn. SAGE, London, 2003.

Tashakkori A & Teddlie C, eds. *Handbook of Mixed Methods in Social and Behavioural Research.* SAGE, London, 2003.

Referências

1. Creswell JW, Fetters MD & Ivankova NV. Designing a mixed methods study in primary care. *Annals of family Medicine* 2004; **2:** 7-12.
2. Stapleton H, Kirkham M & Thomas G. Qualitative study of evidence based leaflets in maternity care. *British Medical Journal* 2002; **324:** 639-643.
3. O'Cathain A, Walters SJ, Nicholl JP et al. Use of evidence based leaflets to promote informed choice in maternity care: randomised controlled trial in everyday practice. *British Medical Journal* 2002; **324:** 643-646.
4. Rogers A & Nicolaas G. Understanding the patterns and processes of primary care use: a combined quantitative and qualitative approach. *Sociological Research Online* 1998; **3:** 5.
5. Medical Research Council. *A Framework for Development and Evaluation of RCTs for Complex Interventions to Improve Health.* Medical Research Council, London, 2000.
6. Barbour RS. The case for combining qualitative and quantitative approaches in health services research. *Journal of Health Services Research and Policy* 1999; **4:** 39-43.
7. Greene JC & Caracelli VJ. Defining and describing the paradigm issue in mixed-method evaluation. in: Greene JC & Caracelli VJ, eds. *Advances in Mixed-Method Evaluation: The Challenges and Benefits of Integrating Diverse Paradigms.* Jossey-Bass Publishers, San Francisco, 1997: 5-17.

8. Sandelowski M. Combining qualitative and quantitative sampling, data collection, and analysis techniques in mixed-method studies. *Research in Nursing & Health* 2000; **23:** 246-255.
9. Bryinan A. Quantitative and qualitative research: further reflections on their integration. In: Brannen J, ed. *Mixing Methods: Qualitative and Quantitative Research*. Ashgate, Aldershot, 1992: 57-78.
10. Murphy E, Dingwall R, Greatbatch D *et al.* Qualitative research methods in health technology assessment: a review of the literature. *Health Technology Assessment*, 1998; **2**(16): 215-237.
11. Greene JC, Caracelli VJ & Graham WE. Toward a conceptual framework for mixed-method evaluation designs. *Educational Evaluation and Policy Analysis* 1989; **11:** 255-274.
12. Parry-Langdon N, Bloor M, Audrey S *et al.* Process evaluation of Health promotion interventions. *Policy & Politics* 2003; **31:** 207-216.
13. Rousseau N, McColl E, Eccles M *et al.* Qualitative methods in implementation research. In: Thorsen T & Markela M, eds. *Changing Professional Practice: Theory and Practice of Clinical Guidelines Implementation. DSI,* Copenhagen, 1999: 99-116.
14. Riley T, Hawe P & Shiell A. Contested ground: how should qualitative evidence inform the conduct of a community intervention trial? *Journal of Health Services Research and Policy* 2005; **10:** 103-110.
15. Bate P & Robert G. Studying health Care 'quality' qualitatively: the dilemmas and tensions between different forms of evaluation research within the UK National Health Service. *Qualitative Health Research* 2002; **12:** 966-981.
16. Donovan J, Mills N, Smith M *et al.* Improving design and conduct of randomised trials by embedding thein in qualitative research: ProtecT (prostate testing for cancer and treatment) study. *British Medical Journal* 2002; **325:** 766-770.
17. Fielding NG & Fielding JL. *Linking Data*. SAGE, London, 1986.
18. Mason J. Linking qualitative and quantitative data analysis. In: Bryman A & Burgess RG, eds. *Analysing Qualitative Data*, 1994: 89-110.
19. Collins D. Pretesting survey instruments: an overview of cognitive methods. *Quality of Life Research* 2003; **12:** 229-238.
20. Baker R, Preston C, Cheater F *et al.* Measuring patients' attitudes to care across the primary/secondary interface: the development of the patient career diary. *Quality in Health Care* 1999; **8:** 154-160.
21. Paterson C & Britten N. In pursuit of patient-centred outcomes: a qualitative evaluation of the 'Measure Yourself Medical Outcome Profile'. *Journal of Health Services Research and Policy* 2000; **5:** 27-36.
22. Adamson J, Gooberman-Hill R, Woolhead G *et al.* 'Questerviews': using questionnaires in qualitative interviews as a method of integrating qualitative and quantitative health services research. *Journal of Health Services Research and Policy* 2004; **9:** 139-145.
23. Morgan DL. Practical strategies for combining qualitative and quantitative methods: applications to health research. *Qualitative Health Research* 1998; **8:** 362-376.

24. Sandelowski M. Triangles and crystals: on the geometry of qualitative research. *Research in Nursing & Health* 1995; **18:** 569-574.
25. O'Cathain A, Nicholl J, Sampson F *et al.* Do different types of nurses give different triage decisions in NHS Direct? A mixed methods study. *Journal of Health Services Research and Policy* 2004; **9:** 226-233.
26. Donovan JL, Peters TJ, Noble S *et al.* Who can best recruit to randomised trials? Randomised trial comparing surgeons and nurses recruiting patients to a trial of treatments for localized prostate cancer (the ProtecT study). *Journal of clinical Epidemiology* 2003; **56:** 605-609.

Capítulo 10

Estudos de caso

Justin Keen

Introdução

A abordagem médica para compreensão das doenças tem sido tradicionalmente baseada em dados qualitativos e, particularmente, em estudos de caso para ilustrar fenômenos importantes ou interessantes. Este capítulo discute o uso de métodos de pesquisa qualitativa não na atenção clínica individual, mas em estudos de caso de iniciativas para mudanças em serviços de saúde. É útil compreender os princípios que orientam o *design* e a condução desses estudos, já que são usados por inspetorias organizacionais, como a Healthcare Commission, na Inglaterra, e para investigar a qualidade do trabalho de médicos e outros profissionais de saúde individuais. Os estudos de caso são também rotineiramente utilizados pelo National Audit Office (NAO) [1] no Reino Unido, além de escritórios de auditoria e órgãos reguladores em outros países [2]. Os estudos de caso também foram usados por pesquisadores em avaliações, como as da Health Action Zones, no Reino Unido [3], processo de reengenharia de negócios [4] em hospitais, cuidado intermediário [5] e os processos envolvidos na internação de pessoas no atendimento intensivo [6]. Os estudos de caso podem utilizar uma variedade de métodos qualitativos, incluindo entrevistas, análise de documentos e observação não-participante de reuniões, ou podem combinar métodos qualitativos e quantitativos (ver Capítulo 9 para uma discussão mais completa sobre a combinação dos dois métodos).

Este capítulo esboçará brevemente as circunstâncias em que a pesquisa com estudo de caso pode ser útil em ambientes de serviços de saúde. A seguir são discutidas as maneiras pelas quais os métodos qualitativos são usados em estudos de caso. São utilizados exemplos ilustrativos para mostrar como os métodos qualitativos são aplicados.

Pesquisa com estudos de caso

Freqüentemente os profissionais de saúde fazem a si mesmos importantes perguntas práticas, tais como: deveríamos nos envolver com o gerenciamento de nossos serviços locais; e como podemos integrar novas práticas clínicas ao nosso trabalho? Existem, de maneira geral, duas maneiras de responder tais questões. Uma é analisar as próprias políticas propostas, ao investigar se são internamente consistentes, e a outra é usar estruturas teóricas derivadas de pesquisas prévias para prever seus efeitos no próprio território. Por exemplo, é possível usar esse tipo de abordagem de análise de políticas para avaliar os respectivos méritos do sistema de atenção à saúde da Kaiser Permanente (uma organização integrada de atenção à saúde que oferece um plano de saúde sem fins lucrativos em diversos estados dos EUA) e do NHS, do Reino Unido [7,8].

A outra abordagem, e foco deste capítulo, é estudar empiricamente a implementação de políticas. Estudos avaliativos empíricos estão centrados na atribuição de um valor à mudança de uma intervenção ou política. As evidências empíricas são usadas para ajudar as equipes a formarem julgamentos sobre a propriedade de uma intervenção e se os resultados e desfechos dela são justificados por seus *inputs* e processos. Perguntar aos participantes sobre suas experiências e observá-los em reuniões e em outros ambientes de trabalho pode oferecer dados ricos para relatos descritivos e explicativos sobre as maneiras pelas quais as políticas e as intervenções mais específicas funcionam e seu impacto subseqüente.

Os estudos de caso têm maior valor quando uma mudança de política estiver ocorrendo em estabelecimentos desorganizados do mundo real e quando for importante compreender por que tais intervenções alcançam o sucesso ou fracassam. Muitas intervenções tipicamente dependerão do envolvimento de várias partes interessadas diferentes para ter sucesso, de modo que é geralmente necessário ser sensível a aspectos de colaboração e conflito que as abordagens tradicionais de pesquisa em serviços de saúde não são projetadas para abordar. As formas pelas quais tais políticas são normalmente formuladas e promulgadas significam que os pesquisadores não possuem controle sobre os eventos. Conseqüentemente, *designs* experimentais tipicamente não são factíveis e mesmo as oportunidades para uma comparação rigorosa usando *designs* observacionais podem ser limitadas. Na verdade, com freqüência não está claro, no início, se uma intervenção será completamente implementada ao final do período de um estudo. Apenas pensar em relatos dos problemas enfrentados para implementar sistemas computadorizados na atenção à saúde já faz com que alguém pense nessa possibilidade [9].

Outro problema comum é que uma intervenção pode ser mal definida, pelo menos no início, e assim não ser facilmente diferenciada do ambiente geral. Por exemplo, na época de escrever, existe uma considerável incerteza sobre inovações nas políticas, tais como a natureza da autorização baseada em clínica geral no NHS, na Inglaterra, ou as complexas mudanças estruturais ocorrendo no financiamento e na oferta de atenção à saúde nos EUA. Na realidade, os estudos de caso freqüentemente estão preocupados com compreensão da natureza da intervenção tanto quanto no estabelecimento de seus custos e efeitos. Isso ajuda a explicar por que os estudos de caso tendem a ser conduzidos em fases, já que as equipes de pesquisa precisam despender tempo no estabelecimento da natureza de uma intervenção antes que possam, com confiança, identificar os testes empíricos mais apropriados dos efeitos daquela intervenção.

Mesmo quando bem definida, uma intervenção pode não ter custos e efeitos que sejam captados com facilidade. Por exemplo, a rede e outros elementos da estratégia de tecnologia de informações do NHS "Connecting for Health" são bem definidos [10]. Contudo, como os sistemas serão usados por muitos milhares de pessoas todos os dias, seus efeitos serão sentidos em muitos lugares diferentes e por diferentes grupos de pessoas e, assim, serão difíceis de mensurar. Por exemplo, os benefícios experimentados por pessoas trabalhando em hospitais provavelmente serão diferentes daqueles experimentados por uma equipe de atenção primária à saúde. Somado a isso, nossa compreensão sobre as maneiras pelas quais as redes eletrônicas influenciam as práticas de trabalho das pessoas em organizações é ruim, sendo, assim, necessário investigar os mecanismos causais envolvidos antes de continuar tentando atribuir quaisquer efeitos observados às redes. Freqüentemente o isolamento de mecanismos causais é mais bem alcançado pelo uso de uma combinação de métodos qualitativos e quantitativos em um *design* de estudo de caso.

O *design* dos estudos de caso

Os estudos de caso podem ser desenvolvidos de diferentes maneiras, mas possuem diversos aspectos em comum. Começam com a identificação de perguntas de pesquisa que emergem de preocupações a respeito das implicações de novas políticas ou, às vezes, de afirmativas sobre novas teorias de gerenciamento. Em geral os estudos de caso são desenvolvidos prospectivamente, examinando a implementação de políticas em um período de tempo. Da mesma forma que os estudos experimentais, as equipes de pesquisa devem identificar as perguntas de pesquisa e decidir como uma boa solução pareceria, se fosse descoberta, de modo que testes empíricos possam ser identificados. Muitos estudos de caso começam fazendo perguntas amplas, como "Quais são os efeitos desejados?"

e "Quais são os aspectos e relações importantes que afetarão o desfecho dessa iniciativa?". Em um estudo sobre o cuidado intermediário na Inglaterra [5], por exemplo, a equipe de pesquisa extrai achados publicados sobre políticas anteriores com características similares e a respeito de documentos sobre políticas que continham afirmativas sobre os objetivos do governo para o cuidado intermediário. A equipe decidiu que o sucesso ou o fracasso do cuidado intermediário dependeria, em grande parte, de ele levar ou não a uma melhor integração de serviços. Uma das perguntas-chave, portanto, era: "O cuidado intermediário promove uma melhor integração dos serviços?". Por seu lado, isso sugeriu a larga confiança da estratégia de pesquisa: a equipe precisaria identificar medidas de integração de serviço e critérios para decidir se um grupo de serviços em particular estava integrado ou não.

O trabalho de campo precoce é projetado para gerar dados que possam ser usados para identificar e refinar indutivamente questões específicas de pesquisa. De alguma maneira o processo é similar à condução de consultas clínicas pelo fato de envolver o exame inicial e a progressão rumo ao diagnóstico inferido a partir dos dados disponíveis. A evolução do cuidado intermediário mencionado acima é um exemplo dessa abordagem. Os pesquisadores realizaram entrevistas com a equipe relevante, observaram reuniões, analisaram documentos e coletaram dados quantitativos sobre padrões de uso de serviços. Com o tempo, os dados foram usados para desenvolver uma estrutura conceitual que captava os aspectos essenciais do cuidado intermediário, e a estrutura foi então utilizada para identificar métodos adicionais de pesquisa, que foram usados para responder com maior precisão às questões da pesquisa, além de descrever e explicar o progresso que os sítios de estudo tinham feito.

A seleção dos sítios é importante na abordagem com estudo de caso. Existem duas principais abordagens: a amostragem intencional, na qual os sítios são selecionados por serem típicos do fenômeno que está sendo investigado, e a amostragem teórica, projetada especificamente para confirmar ou refutar uma hipótese resultante de pesquisa anterior ou de dados previamente coletados no mesmo estudo (ver Capítulo 7, seção sobre *"grounded theory"* para mais informações sobre a amostragem teórica) [11]. Em geral, a amostragem qualitativa é diferente da amostragem estatística: a primeira está relacionada à seleção de sítios que respondam a uma pergunta de pesquisa, enquanto a última está relacionada à identificação de uma amostra que seja estatisticamente representativa de uma população. Os pesquisadores podem se beneficiar do aconselhamento especializado de médicos e de outros com conhecimento do assunto que está sendo investigado e podem aproveitar para construir a possibilidade de testar os achados em mais sítios do projeto inicial. A replicação dos resultados em mais sítios ajuda a assegurar que os achados iniciais não se devem a aspectos idiossincráticos do primeiro conjunto de sítios escolhidos.

Tipicamente, os estudos de caso são construídos de modo a permitir que comparações sejam feitas [12]. A comparação pode ser entre abordagens diferentes para implementação da mesma política ou entre sítios nos quais está acontecendo uma inovação e naqueles onde prevalece uma prática normal. Em um recente estudo sobre governança clínica [13], a equipe do estudo investigou diferenças nos modos como a governança era interpretada e desenvolvida em dois serviços diferentes para doença cardíaca coronariana e saúde mental. A equipe também selecionou sítios de maneira intencional para garantir que para cada serviço houvesse sítios que estivessem abordando o desenvolvimento de maneiras diferentes, oferecendo mais oportunidades para comparação e contraste.

Nunca é possível estudar todos os aspectos de todos os ângulos de uma atividade em um sítio, devendo ser feitas escolhas a respeito dos fenômenos nos sítios que têm maior probabilidade de produzir respostas às principais questões de pesquisa [14]. Na avaliação do cuidado intermediário, por exemplo, cada sítio de estudo foi geográfica e organizacionalmente definido, porque o cuidado intermediário envolve uma variedade de serviços que cobrem espaços geográficos em particular. Em cada sítio, os estudos de casos enfocaram as atividades que entraram na integração da oferta de serviço e o trabalho rumo a uma atenção mais voltada para a pessoa. A equipe de avaliação escolheu não observar nenhum detalhe na maneira como os assuntos dos recursos humanos eram tratados ou na maneira como os administradores financeiros lidavam com orçamentos. Esses e outros assuntos poderiam ter sido interessantes por si só, mas sua investigação não teria ajudado a responder as perguntas de pesquisa à mão.

O próximo passo é selecionar os métodos. Um aspecto diferenciador da pesquisa com estudo de caso é o uso de múltiplos métodos e fontes de evidências com o objetivo de assegurar a abrangência dos achados, bem como potencialmente fortalecer sua validade [12]. O uso de métodos particulares é discutido em outros capítulos deste livro. Os estudos de caso freqüentemente utilizam a triangulação [15] (ver Capítulo 8) para tentar maximizar a confiança na validade dos achados. Alguns discutem que qualquer método de coleta de dados deve produzir resultados menos válidos do que uma combinação. O uso de métodos e fontes diferentes pode ajudar a responder a esse problema. No entanto foram expressas reservas a respeito do uso da triangulação na pesquisa qualitativa como uma técnica direta para aperfeiçoar a validade do estudo [16] (ver Capítulos 8 e 9 para maiores informações), dado que métodos e fontes diferentes de dados tenderão a oferecer diferentes tipos de *insights* em vez de contribuir com um quadro único acumulado. Provavelmente é melhor considerar a triangulação entre diferentes fontes e métodos nos estudos de caso como uma maneira de torná-los mais abrangentes e estimular uma análise mais reflexiva dos dados, já que o analista pode esperar descobrir elementos de convergência, divergência e contradição nos dados extraídos de diferentes fontes e métodos.

Alguns estudos adotaram uma abordagem diferente da validade e utilizaram a comparação dos dados de estudos de caso com dados de uma amostra maior para examinar quanto os achados podem ser fortalecidos e generalizados. A avaliação da governança clínica empregou essa estratégia, usando tanto dados de levantamento como de estudo de caso [12]. Ainda é necessário haver evoluções metodológicas nessa área para identificar estratégias robustas para combinar resultados de diferentes métodos e sítios.

Um exemplo do uso de múltiplos métodos é representado por um estudo do impacto do processo de reengenharia de negócios (PRN) em um hospital de ensino na Inglaterra [4]. A reengenharia é uma teoria da administração relacionada à maneira pela qual as organizações deveriam ser projetadas e enfatiza a importância de enfrentar práticas existentes de trabalho que, dizem seus defensores, com freqüência são ineficientes e levam a produtos ou serviços de má qualidade. A reengenharia envolve uma revisão fundamental, seguida de um novo projeto, das práticas de trabalho. Os pesquisadores decidiram, com base no trabalho de campo inicial, que a reengenharia precisava ser estudada em três contextos diferentes no hospital, a saber: nível da administração sênior, diretorias clínicas e oferta de serviços clínicos. Foram mais enfatizados seis serviços clínicos, para onde a equipe de implementação local estava direcionando seus esforços e conscientemente optou por estudar especialidades diferentes (por exemplo, pelo menos um serviço eletivo e um de emergência e pelo menos um serviço para pacientes internados e outro para pacientes ambulatoriais). Monitoraram o desenvolvimento por um período de três anos, ousando uma variedade de métodos que incluía entrevistas, revisão de documentos relevantes ao PRN e observação não-participante de reuniões. Os dados obtidos pelo uso de cada método foram analisados separadamente, sendo então comparados os resultados de uns com os outros. Os pesquisadores conseguiram comparar e contrastar experiências naqueles ambientes pelo uso dos mesmos métodos em diferentes serviços e contextos administrativos. Quando foram feitas observações semelhantes em diversos ambientes diferentes, houve um aumento da confiança em seus achados, em parte por auxiliar a responder por qualquer idiossincrasia em serviços em particular.

A coleta de dados deveria ser direcionada para o desenvolvimento de uma estrutura analítica que facilitasse a interpretação dos achados. Estruturas analíticas são, de fato, sínteses das evidências disponíveis, combinadas de maneira que ajudam a descrever e explicar como os diferentes elementos dos casos em estudo se encaixam. A estrutura não deve ser imposta sobre os dados, mas derivada deles em um processo repetido ao longo de uma avaliação. Como a discussão anterior sugeriu, a estrutura deveria refletir tanto uma compreensão da natureza da intervenção como das maneiras pelas quais ela origina – ou deveria originar – mudanças em custos e benefícios. Na avaliação do cuidado, não havia nenhuma teoria óbvia preexistente que pudesse ser usada: o desenvolvimento de uma estrutura analítica durante o estudo foi crucial para ajudar a organizar os dados e avaliar os achados. A primeira parte da estrutura enfocou a extensão em que os serviços de cuidado intermediário eram coordenados uns com os outros e ofereceu um modelo simples, pelo qual diferentes serviços foram vistos como agrupados em uma rede. As evidências empíricas demonstraram que todos os sítios estavam rumando em direção a uma oferta de serviços mais integrada. A segunda parte da estrutura enfatizou as experiências das pessoas mais velhas que utilizavam serviços de cuidado intermediário e as maneiras pelas quais os serviços influenciavam o bem-estar das pessoas.

O investigador é deixado, finalmente, com a difícil tarefa de fazer um julgamento a respeito dos achados de um estudo e determinar suas implicações mais amplas. O objetivo dos passos seguidos ao projetar e construir o estudo de caso é maximizar a confiança nos achados, mas a interpretação inevitavelmente envolve o julgamento de valores e o perigo do viés. A extensão em que os achados da pesquisa podem ser arrumados em um único relato coerente de eventos varia; casos individuais podem exibir características em comum ou variar muito. Em algumas circunstâncias, opiniões largamente divergentes dos participantes são muito importantes em si mesmas e deveriam estar refletidas em qualquer relatório. A abordagem com estudo de caso permite que o pesquisador estime a confiança tanto na validade interna como externa dos achados e que comente com a adequada segurança ou com reservas.

Conclusão

A complexidade dos assuntos que os profissionais de saúde devem abordar e o crescente reconhecimento por parte de legisladores, acadêmicos e profissionais sobre o valor dos estudos de caso na avaliação das intervenções dos serviços de saúde sugerem que provavelmente a utilização de tais estudos aumente no futuro. Seu uso mais importante pode ser por reguladores, incluindo órgãos no NHS, como a Healthcare Commission, os quais têm feito dos estudos de caso parte do mecanismo pelo qual médicos e outros clínicos são levados em consideração por seu trabalho. Na pesquisa sobre políticas, o *design* qualitativo dos estudos de caso pode ser usado para avaliar muitas mudanças em políticas, gerenciamento e práticas que afetam a vida dos médicos, particularmente quando as questões se referem a como ou por que eventos ou iniciativas tomam um determinado rumo.

Leitura adicional

Ragin C. *Fuzzy Set Social Science*. University of Chicago Press, Chicago, 2000.

Referências

1. National Audit Office. *Cost over-runs, funding problems and delays on Guy's Hospital phase III development*. HC 761, Session 1997-98. Stationery Office, London, 1998.
2. Pollitt C, Girre X, Lonsdale J et al. *Performance or Compliance? Performance Audit and Public Management in Five Countries*. Oxford University Press, Oxford, 1999.
3. Bauld L, Judge K, Barnes M et al. Promoting social change: the experience of Health Action Zones in England. *Journal of Social Policy* 2005; **34**: 427-445.
4. McNulty T & Ferlie E. *Re-Engineering Health Care*. Oxford University Press, Oxford, 2003.
5. Moore J, West R & Keen J. Networks and Governance: The Case of Intermediate Care. Submitted to *Social Policy and Administration*.
6. Martin D, Singer P & Bernstein M. Access to intensive care unit beds for neurosurgery patients: a qualitative case study. *Journal of Neurology, Neurosurgery and Psychiatry* 2003; **74**: 1299-1303.
7. Feachem R, Sekhri N & White L. Getting more for their dollar: a comparison of the NHS with California's Kaiser Permanente. *British Medical Journal* 2002; **324**: 135-141.
8. Ham C. Lost in Translation? Health Systems in the US and the UK. *Social Policy and Administration* 2005; **39**: 192-209.
9. National Audit Office. *Improving IT Procurement*. HC 877, Session 2003-04. Stationery Office, London, 2004.
10. Booth N. Sharing patient information electronically throughout the NHS. *British Medical Journal* 2003; **327**: 114-115.
11. Silverman D. *Doing Qualitative Research: A Practical Handbook*. SAGE, Thousand Oaks, CA, 2004.
12. Yin R. *Case Study Research: Design and Methods*, 3rd edn. SAGE, Newbury Park, CA, 2002.
13. Sheaff R, Marshall M, Rogers A, Roland M, Sibbald B & Pickard S. Governmentality by network in English primary healthcare. *Social Policy and Administration* 2004; **38**: 89-103.
14. Hammersley M & Atkinson P. *Ethnography: Principles in Practice*, 2nd edn. Routledge, London, 1995. Chapter I.
15. Pawson R & Tilley N. *Realistic Evaluation*. SAGE, London, 1997. Chapter 3.
16. Silverman D. *Interpreting Qualitative Data*. SAGE, London, 1993. Chapter 7.

Capítulo 11

Pesquisa-ação

Julienne Meyer

As barreiras à compreensão dos achados da pesquisa biomédica quantitativa tradicional na prática clínica vêm sendo cada vez mais reconhecidas [1,2]. Certas formas de pesquisa qualitativa podem facilitar a influência da pesquisa sobre a prática do dia-a-dia. A pesquisa-ação é particularmente adequada para a identificação de problemas na prática clínica e para ajudar a desenvolver potenciais soluções para aperfeiçoar essa prática [3] e está cada vez mais sendo empregada em ambientes relacionados à saúde. Embora não seja sinônimo de pesquisa qualitativa, ela geralmente se aproxima dos métodos qualitativos, sendo freqüentemente descrita como um estudo de caso (ver Capítulo 10).

O que é a pesquisa-ação?

Como a pesquisa qualitativa em geral, a pesquisa-ação não é facilmente definida. É mais um estilo de pesquisa do que um método específico. É uma forma de pesquisa participante na qual os pesquisadores trabalham explicitamente *com*, *para* e *por* pessoas em vez de realizar a pesquisa *sobre* elas [4]. Difere de outras formas de pesquisa participante por seu foco sobre a ação. Sua potência reside no seu foco na geração de soluções para problemas práticos e na sua capacidade de empoderar os profissionais – fazendo com que se engajem na pesquisa e nas atividades de "desenvolvimento" ou implementação subseqüentes. Os profissionais podem estar envolvidos quando escolhem pesquisar sobre sua própria prática [5] ou quando um pesquisador de fora se engajar para ajudá-los a identificar problemas, buscar e implementar potenciais soluções e sistematicamente monitorar e refletir sobre o processo e os desfechos da mudança [6,7]. O nível de interesse pela pesquisa liderada por profissionais está aumentando no Reino Unido, em parte como uma resposta a recentes propostas de "modernizar" o NHS, por exemplo, por meio do desenvolvimento de novas formas de governança clínica [8] e outras iniciativas nacionais (por exemplo, a Research and Development Strategy, do NHS, a Cochrane Collaboration e os Centers for Evidence Based Practice), que enfatizam que a pesquisa e o desenvolvimento deveriam ser o negócio de qualquer clínico.

Waterman e colaboradores [9: 11] definem a pesquisa-ação como

> um período de investigação que descreve, interpreta e explica situações sociais ao executar uma intervenção de mudança que objetiva a melhora e o envolvimento. É centrada no problema, específica para o contexto e orientada para o futuro. A pesquisa-ação é uma atividade em grupo com uma explícita base em valores, sendo fundada em uma parceria entre os pesquisadores que usam esta técnica e os participantes, todos os quais envolvidos no processo de mudança. O processo participativo é educativo e empoderador, envolvendo uma abordagem dinâmica na qual estão interligados a identificação de problemas, o planejamento, a ação e a avaliação. O conhecimento pode ser avançado por intermédio da reflexão e da pesquisa, sendo que os métodos qualitativos e quantitativos de pesquisa podem ser empregados para coletar dados. Diferentes tipos de conhecimento podem ser produzidos pela pesquisa-ação, inclusive prático e propositivo. A teoria pode ser gerada e refinada, e sua aplicação geral pode ser explorada por ciclos do processo de pesquisa-ação.

A maior parte das definições incorpora três elementos importantes, a saber: seu caráter participativo, seu impulso democrático e sua contribuição simultânea tanto para as ciências sociais como para a mudança social [10].

Participação

A participação é fundamental para a pesquisa-ação; é uma abordagem que demanda que os participantes percebam a necessidade de mudar e desejem exercer um papel ativo na pesquisa e no processo de mudança. Embora toda pesquisa exija sujeitos dispostos, o nível de comprometimento requerido em um estudo com pesquisa-ação vai além da mera concordância em responder a perguntas ou em ser observado. A demarcação precisa entre "pesquisador" e "pesquisado", encontrada em outros tipos de pesquisa, pode não estar aparente na pesquisa-ação. O *design* da pesquisa é *negociado* com os participantes em um processo contínuo, tornando problemático obter o consentimento informado no início. Portanto os pesquisadores em pesquisa-ação precisam estabelecer um código ético de prática com os participantes (Winter e Munn-Giddings oferecem alguma orientação a esse respeito [3]). A participação na pesquisa e no processo de mudança pode ser perigosa, podendo aparecer conflitos – como foi demonstrado em diversos estudos [11,12]. Por exemplo, em um estudo com pesquisa-ação [6], o processo de pedir sugestões para aperfeiçoamento e sua devolução aos participantes teve um efeito profundo sobre a dinâmica de uma equipe multidisciplinar. Nem todos os participantes do estudo sentiram-se à vontade para questionar suas próprias práticas e examinar seus próprios papéis e responsabilidades. Na verdade, a enfermeira encarregada achou isso particularmente ameaçador, o que resultou na sua busca de emprego em outro lugar [13]. Quando um pesquisador externo está trabalhando com profissionais, é importante conquistar sua confiança e acordar regras sobre o controle dos dados e sua utilização, além de maneiras como o conflito em potencial será resolvido no projeto. A maneira pela qual tais regras são acordadas demonstra um segundo aspecto importante da pesquisa-ação: seu impulso democrático.

Democracia na pesquisa-ação

A pesquisa-ação está relacionada com intervenção para mudar e aperfeiçoar a prática [14]. Como tal, pode ser encarada como uma forma de ciência social "crítica" [15]. Esse suporte filosófico é uma diferença-chave entre a pesquisa-ação e outras abordagens com estudo de caso. Usualmente, a democracia na pesquisa-ação requer que os participantes sejam vistos como iguais ao pesquisador. O pesquisador trabalha como um facilitador da mudança, consultando os participantes não apenas sobre o processo de ação, mas também sobre como será avaliado. Um benefício de projetar um estudo em conjunto com profissionais é que isso pode tornar tanto o processo de pesquisa como os desfechos mais significativos para os profissionais ao referenciá-los na realidade da prática do dia-a-dia.

Ao longo do estudo, os achados são devolvidos aos participantes para validação e para informar decisões sobre o próximo estágio do estudo. Esse estilo formativo responde a eventos à medida que ocorrem naturalmente e com freqüência resulta em "espirais colaborativas" de planejamento, ação, observação, reflexão e replanejamento [16]. A Figura 11.1 representa essas espirais ao mostrar "espirais secundárias" menores se ramificando das espirais maiores de atividade para ilustrar que a pesquisa-ação pode responder a muitos problemas diferentes ao mesmo tempo sem perder de vista o aspecto principal.

Entretanto, como já foi observado, devolver os achados aos participantes pode ser, e com freqüência é, muito perigoso. Nem sempre a prática democrática é um aspecto presente nos ambientes de atenção à saúde, de modo que é necessário ter cautela em tais ambientes. É necessário que um pesquisador da pesquisa-ação seja capaz de cruzar fronteiras tradicionais (por exemplo, entre

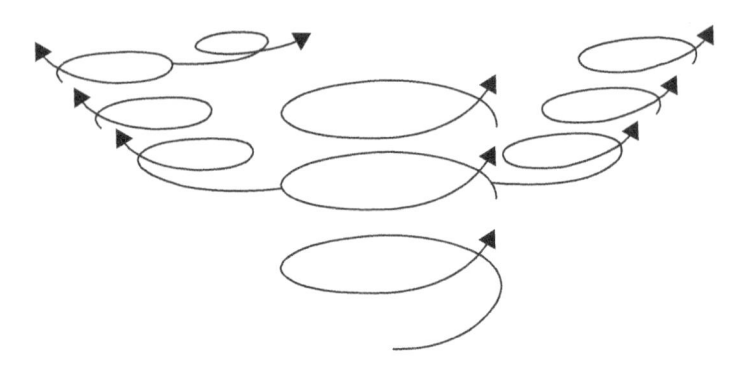

Figura 11.1 Espirais de reflexão-ação.

profissionais, entre atendimento social e de saúde e entre atenção hospitalar e comunitária) e de transitar entre agendas às vezes concorrentes. Outras habilidades, além da capacitação em pesquisa, claramente são de grande importância no desenvolvimento prático, incluindo habilidades cognitivas, políticas, comunicativas, facilitadoras, clínicas, visionárias, motivacionais, empáticas e experienciais [17].

Contribuição para as ciências sociais e para a mudança social

O foco sobre a mudança e o nível de envolvimento dos participantes no processo de pesquisa levou alguns a questionarem a diferença entre a pesquisa-ação e outras técnicas de gerenciamento, como o aperfeiçoamento contínuo da qualidade [18]. Tais críticas estão freqüentemente embasadas em um mal-entendido fundamental sobre a natureza da pesquisa-ação e sua contribuição potencial. Alguns pesquisadores argumentam que a pesquisa-ação é mais informativa localmente do que globalmente [18], mas isso representa mal o potencial de generalização da pesquisa com estudo de caso [19]. Além disso, a pesquisa-ação pode oferecer uma forma de lidar com os diversos fatores que influenciam a implementação de evidências na prática [20] pelo desenvolvimento de conhecimentos mais apropriados à prática do dia-a-dia [4,9].

Ao considerar a contribuição da pesquisa-ação para o conhecimento, é importante observar que generalizações feitas a partir de estudos por pesquisa-ação diferem daquelas feitas com base em formas mais convencionais de pesquisa. Em alguma extensão, os relatórios de estudos com pesquisa-ação contam com o leitor para ressaltar as razões da pesquisa ao se basear sobre seu próprio conhecimento a respeito de situações humanas. Portanto é importante, ao relatar a pesquisa-ação, descrever o trabalho em seu rico detalhamento contextual. O ônus de explicitar seus valores e crenças no relato da pesquisa recai sobre o pesquisador, de modo que qualquer viés fica evidente. Isso pode ser facilitado ao fazer anotações de campo auto-reflexivas durante a pesquisa. De acordo com Carr e Kemmis [10], um relatório bem-sucedido pode ser caracterizado pelo "choque de reconhecimento" – a qualidade do relato ao permitir que os leitores avaliem sua relevância tanto para si mesmos como para suas próprias situações práticas. A devolução dos achados ao longo do estudo com pesquisa-ação possibilita conferir a exatidão do relato com os participantes. Contudo a interpretação da relevância dos achados para quaisquer outras situações práticas compete, em última instância, ao leitor, a menos que uma generalização teórica seja afirmada.

Dado que a mudança é problemática, o sucesso da pesquisa-ação não deveria ser julgado apenas em termos do tamanho da mudança alcançada ou da imediata implementação de soluções. Em vez disso, freqüentemente o sucesso pode ser observado em relação ao que foi aprendido a partir da experiência de desenvolvimento do trabalho. Por exemplo, um estudo que definiu que examinaria os aspectos emergentes da introdução de um novo papel (o de coordenador de atenção interprofissional) [21] não resultou no alcance de todas as mudanças identificadas como necessárias no decorrer do estudo; entretanto as lições aprendidas a partir da pesquisa foram revisadas no contexto de uma política e pesquisa nacional, sendo então devolvidas aos que trabalham na organização e, como resultado, foram feitas mudanças subseqüentes na organização com base nas recomendações do estudo.

Diferentes tipos de pesquisa-ação

Existem muitos tipos diferentes de pesquisa-ação. Hart e Bond [22] sugerem que existem algumas características-chave, que não apenas distinguem a pesquisa-ação de outros métodos, mas que também determinam a variedade de abordagens à pesquisa-ação. Apresentam uma tipologia da pesquisa-ação pela identificação de quatro tipos básicos: experimental, organizacional, profissionalizante e empoderador. Embora essa tipologia seja útil na compreensão da larga variedade da pesquisa-ação, sua natureza multidimensional significa que não é particularmente fácil classificar estudos individuais. Em vez disso, pode ser mais bem utilizada como uma estrutura para apreciar estudos individuais [23]. Somekh observa que diferentes culturas ocupacionais podem afetar a pesquisa-ação e, por esse motivo, sugere [24] que ela seja alicerçada nos valores e nos discursos do indivíduo ou do grupo e não na rígida adesão a uma perspectiva metodológica em particular.

A pesquisa-ação na atenção à saúde

Como a pesquisa-ação enfoca a mudança, é encarada como uma estrutura útil para pesquisar inovações, juntamente com avaliações realistas [25,26]. O interesse pela pesquisa-ação em ambientes de atenção à saúde foi demonstrado, em outras oportunidades, pela autorização de uma revisão sistemática da pesquisa-ação pelos programas do English Department of Health Technology Assessment R & D [9]. Essa revisão identificou 59 estudos (72 relatórios) publicados entre janeiro de 1975 e julho de 1998, tendo sido proveitosamente resumidos no relatório final.

Ong [27] defende o valor da pesquisa-ação nos ambientes de atenção à saúde com base nas mudanças nos requisitos do gerenciamento e da política da atenção à saúde. Ela ressalta a necessidade de abordagens novas e sistemáticas para estimular a participação do usuário nos serviços de saúde. Sugere que a "Estimativa Rápida" é um método ideal para engajar os usuários no desenvolvimento de políticas e de práticas de atenção à saúde. A Estimativa Rápida é um tipo de pesquisa-ação, até agora predominantemente usada em países em desenvolvimento, que enfoca os métodos participativos para promover mudanças, usando idéias derivadas do campo do desenvolvimento comunitário. Seu livro [28] oferece excelentes detalhes não apenas sobre os suportes filosóficos e teóricos da Estimativa Rápida, mas também sobre como tais estudos deveriam ser conduzidos.

A pesquisa-ação também tem sido usada em hospitais em vez de ambientes comunitários mais amplos para facilitar parcerias mais próximas entre a equipe e os usuários. Em um estudo que enfocou a introdução da participação de leigos no atendimento em uma enfermaria de clínica geral de um hospital de ensino de Londres, o pesquisador da pesquisa-ação trabalhou por um ano em uma equipe multidisciplinar (ver Quadro 11.1) [6]. No decorrer do estudo, foi constatado que, a fim de fomentar parcerias mais íntimas entre usuários e cuidadores, os profissionais precisavam mudar sua prática para trabalhar mais cooperativamente uns com os outros. Como resultado, três importantes espirais de ação-reflexão emergiram do projeto: reorganização do trabalho da enfermaria; aperfeiçoamento da comunicação multidisciplinar; e aumento da participação leiga no atendimento. Cada espiral ação-reflexão originou atividades relacionadas, conhecidas como espirais secundárias. Por exemplo, derivando da importante participação de leigos na espiral de ação-reflexão do atendimento, uma espiral secundária enfocou a equipe médica, ensinando mais os pacientes a respeito de seu tratamento.

Foi utilizada uma variedade de métodos de pesquisa, inclusive entrevistas em profundidade, questionários, análise documental e observação participante. No decorrer do estudo, os achados preliminares foram devolvidos aos par-

Quadro 11.1 Participação leiga no cuidado: um estudo com pesquisa-ação [6,29,30]

Participação	Cuidadosa negociação para recrutar voluntários dispostos a examinar a prática e iniciar a participação leiga no atendimento Abordagem com mudanças de baixo para cima por meio de reuniões semanais de equipe Pesquisador como facilitador e membro de equipe multidisciplinar
Democracia	Meta de empoderar profissionais e pessoas leigas neste ambiente Trabalho colaborativo com equipe multidisciplinar Participantes recebem "propriedade" dos dados para determinar como poderiam ser compartilhados com um público mais amplo
Contribuição para as ciências sociais e para a mudança	Achados constantemente devolvidos aos profissionais, levando a mudanças (como melhorias no trabalho interprofissional) Divulgação dos achados de relevância local e nacional
Métodos de avaliação	Estudo de caso de equipe multidisciplinar em uma enfermaria de clínica geral de um hospital de ensino de Londres usando: • métodos qualitativos para ressaltar temas-chave emergentes no projeto • métodos quantitativos para comparação de subgrupos
Principais espirais ação-reflexão	Reorganização do trabalho na enfermaria • Mudanças no planejamento do atendimento ao paciente • Novo sistema de relatório, incluindo repasse ao paciente no leito • Introdução de formulário modificado de comunicação multidisciplinar do sistema primário de enfermagem. Instituição de reuniões semanais da equipe

(continua)

Quadro 11.1	Continuação
	• Introdução de um folheto para equipes novas e folhas para comunicação da equipe. Ligação mais próxima com enfermeiros comunitários antes da alta Participação leiga no cuidado • Desenvolvimento de recursos para educação em saúde do paciente • Introdução de um sistema de cartões para lembrete sobre medicamentos • Folheto informativo aos pacientes convidando-os a participar do atendimento
Resultados	*Insights* sobre a percepção dos profissionais de saúde a respeito da participação leiga no atendimento Alcance de algumas mudanças positivas (por exemplo, melhoria das atitudes em relação à participação leiga no atendimento, educação do paciente, melhorias na organização da enfermaria) Identificação de barreiras à mudança da prática na atenção à saúde

ticipantes por meio de reuniões semanais da equipe para ajudar a orientar o projeto. Embora mudanças positivas tenham sido demonstradas ao longo do tempo, a análise gerou dois conjuntos importantes de dados sobre a percepção dos profissionais de saúde em relação à participação leiga no atendimento e às dificuldades encontradas na mudança das práticas [29,30].

O valor da utilização de métodos qualitativos e de uma abordagem com pesquisa-ação pode ser mais bem demonstrado a partir desse exemplo em relação aos dados sobre a percepção dos profissionais de saúde quanto à participação de leigos no atendimento. Métodos qualitativos foram usados paralelamente aos métodos quantitativos, tais como escalas de atitudes e questionários auto-administrados como parte de um processo de triangulação (ver Capítulos 8 e 9 para mais informações). Os métodos qualitativos podem ser úteis na reinterpretação dos achados de métodos mais quantitativos. Nesse estudo, os profissionais de saúde expressaram visões extremamente positivas a respeito do envolvimento de usuários e cuidadores ao preencherem uma escala de atitudes [31]. Pesquisas adicionais, contudo, sugeriram que tinham algumas dúvidas e preocupações sérias e que essas estavam inibindo a implementação da participação leiga. Pesquisas prévias sobre a atitude de profissionais de saúde em relação ao envolvimento de usuários e cuidadores tenderam a se basear somente em instrumentos estruturados e descobriram que os profissionais de saúde geralmente mantinham atitudes positivas em relação a isso [32-34]. Em comparação, por meio do uso de métodos mistos, foi possível explorar a relação entre atitudes e práticas e explicar o que aconteceu quando a participação leiga foi introduzida em um ambiente de prática. Os achados sugeriram que, embora os documentos sobre políticas estivessem defendendo a participação leiga no atendimento, alguns profissionais de saúde estavam meramente elogiando "da boca para fora" o conceito e também estavam inadequadamente preparados para concretizá-lo na prática. Ademais, achados indicavam que os profissionais de saúde necessitavam aprender a colaborar mais intimamente uns com os outros por meio do desenvolvimento de uma compreensão e de uma abordagem comum à atenção ao paciente a fim de oferecer parcerias mais próximas com usuários e cuidadores. Embora ninguém deva generalizar demais a partir de um único estudo de caso, essa pesquisa levou a sérios questionamentos sobre o valor de pesquisas quantitativas anteriores, as quais sugeriam que os profissionais de saúde mantêm atitudes positivas em relação à participação leiga na atenção. Por meio do uso da pesquisa-ação e ao trabalhar em proximidade com profissionais para explorar aspectos em um contexto prático, mais *insights* foram alcançados sobre o quanto a retórica da política poderia ser mais bem traduzida em realidade.

Conclusão

A pesquisa-ação não está centrada exclusivamente no envolvimento do usuário e do cuidador, embora seus princípios participativos claramente façam dela uma escolha óbvia como método de pesquisa para explorar esses aspectos. Pode ser utilizada mais amplamente, por exemplo, para fomentar uma melhor prática entre as fronteiras interprofissionais e entre diferentes ambientes de atenção à saúde [21,35]. A pesquisa-ação também pode ser utilizada por médicos para pesquisar suas próprias práticas [16]. É uma abordagem eclética à pesquisa, o que traz consigo uma variedade de métodos para coleta de dados. Entretanto seu foco sobre o processo e os desfechos de mudanças ajuda a explicar o uso freqüente de métodos qualitativos por pesquisadores da pesquisa-ação.

Leitura adicional

Reason P & Bradbury H. *Handbook of Action Research: Participative Inquiry and Practice.* SAGE, London, 2001.

Waterman H, Tillen D, Dickson R & de Koning K. *Action research: a systematic review and guidance for assessment.* Health Technology Assessment 2001, **5**(23).

Referências

1. Strauss SE, Richardson WS, Glasziou P & Haynes RB. *Evidence-Based Medicine: How to Practise and Teach EBM,* 3rd edn. Churchill Livingstone, Edinburgh, 2005.
2. Trinder L & Reynolds S. *Evidence-Based Piactice: A Critical Appraisal.* Blackwell Science Ltd, Oxford, 2000.
3. Winter R & Munn-Giddings C. *A Handbook for Action Research in Health and Social Care.* Routledge, London, 2001.
4. Reason P & Bradbury H. *Handbook of Action Research. Participative Inquiry and Practice.* SAGE, London, 2001.
5. Rolfe G. *Expanding Nursing Knowledge: Understanding and Researching Your Own Practice.* Butterworth Heineman, Oxford, 1998.
6. Meyer JE. Lay participation in care in a hospital setting: an action research study. Nursing Praxis International, Portsmouth, 2001.
7. Titchen A & McGinley M. Facilitating practitioner research through critical companionship. *NTResearch* 2003; **8:** 2: 115-131.
8. Secretary of State for Health. *The New NHS: Modern, Dependable.* Cm 3807. The Stationery Office, London, 1997.
9. Waterman H, Tillen D, Dickson R *et al.* Action research: a systematic review and guidance for assessment. *Health Technology Assessment* 2001; **5**(23).
10. Carr W & Kermmis S. Becoming critical: education, knowledge and action research. Falmer Press, London, 1986.
11. Waterson J. Balancing research and action: reflections on an action research project in a social services department. *Social Policy and Administration.* 2000; **34:** 494-508.
12. Ashburner C, Meyer J, Johnson B *et al.* Using action research to address loss of personhood in a continuing care setting. *Illness, Crisis and Loss* 2004; **12:** 4: 23-37.
13. Meyer JE. New paradigm research in practice: the trials and tribulations of action research. *Journal of Advanced Nursing* 1993; **18:** 1066-1072.
14. Coghlan D & Brannick T. *Doing Action Research in Your Own Organisation.* SAGE, London, 2001.
15. Brown T & Jones L. *Action Research and Postmodernism: Congruence and Critique.* Open University Press, Buckingham, 2001.
16. McNiff J. *Action Research: Principles and Practice.* Macmillan Education Ltd, London, 1988.
17. McCormack B & Garbett R. The characteristics, qualities and skills of practice developers. *Journal of Clinical Nursing,* 2003; **12:** 317-325.

18. Lifford R, Warren R & Braunholtz D. Action research: a way of researching or a way of managing? [Journal Article] *Journal of Health Services & Research Policy* 2003; **8:**2: 100-104.
19. Sharp K. The case for case studies in nursing research: the problem of generalisation. *Journal of Advanced Nursing,* 1998; **27:** 785-789.
20. Rycroft-Malone J, Harvey G, Seers K *et al.* An exploration of the factors that influence the implementation of evidence into practice. *Journal of Clinical Nursing* 2004; **13:**913-924.
21. Bridges J, Meyer J, Glynn M *et al.* Interprofessional care co-ordinator: the benefits and tensions associated with a new role in U.K. acute health care. *International Journal of Nursing Studies* 2003; **40:** 599-607.
22. Hart E & Bond M. Action research for health and social care. A guide to practice. Open University Press, Buckingham, 1995.
23. Lyon J. Applying Hart and Bond's typology; implementing clinical supervision in an acute setting. *Nurse Researcher* 1999; **6:** 39-53.
24. Somekh B. Inhabiting each other's castles: towards knowledge and mutual growth though collaboration. *Educational Action Research Journal* 1994; **2**(3): 357-381.
25. Greenhalgh T, Robert G, Bate P *et al.* How to Spread Good Ideas. A systematic review of the literature on diffusion, dissemination and sustainability of innovations in health service delivery and organization. Report for the National Co-ordinating Centre for NHS Service Delivery and Organisation R & D (NCCSDO). London School of Hygiene and Tropical Medicine, London, April 2004.
26. Pawson R & Tilley N. *Realistic Evaluation.* SAGE, London, 1997.
27. Ong BN. *The Practice of Health Services Research.* Chapman & Hall, London, 1993: 65-82.
28. Ong BN. *Rapid Appraisal and Health Policy.* Chapman & Hall, 1996.
29. Meyer JE. Lay participation in care: a challenge for multi-disciplinary teamwork. *Journal of Interprofessional Care* 1993; **7:** 57-66.
30. Meyer JE. Lay participation in care: threat to the status quo. In: Wilson-Barnett J & Macleod Clark J, eds. *Research in Health Promotion and Nursing.* Macmillan, London, 1993: 86-100.
31. Brooking J. Patient and family participation in nursing care: the development of a nursing process measuring scale. University of London, London, unpublished PhD thesis, 1986.
32. Pankratz L & Pankratz D. Nursing autonomy and patients' rights: development of a nursing attitude scale. *Journal of Health and Social Behavior* 1974; **15:** 211-216.
33. Citron MJ. Attitudes of nurses regarding the patients' role in the decision-making process and their implications for nursing education. *Dissertation Abstracts International* 1978; **38:** 584.
34. Linn LS & Lewis CE. Attitudes towards self-care amongst practising physicians. *Medical Care* 1979; **17:** 183-190.
35. Meyer J & Bridges J. An action research study into the organisation of care of older people in the accident and emergency department. City University, London, 1998.

Capítulo 12

Métodos para desenvolvimento de consenso

Nick Black

Os métodos para desenvolvimento de consenso não são tipicamente considerados como um dos métodos qualitativos, já que envolvem a produção de escalas, questionários e métodos quantitativos de análise. Apesar disso, estão incluídos neste livro como um exemplo de uma técnica que organiza julgamentos qualitativos e que está relacionada à compreensão dos significados que as pessoas usam ao tomarem decisões a respeito da atenção à saúde.

Por que usar métodos de desenvolvimento de consenso?

Muitas decisões-chave na atenção à saúde têm de ser tomadas sem informações objetivas adequadas. Tais decisões variam desde como tratar melhor os pacientes, que serviços oferecer, como organizar e prestar melhor os serviços, que pesquisa deveria ser priorizada até como observar o horizonte à frente (prever o futuro). A tomada de decisão ante a incerteza é um desafio comum para médicos, administradores e legisladores. Uma solução tradicional é fazer com que um indivíduo poderoso ou alguém supostamente mais bem equipado para a tarefa tome a decisão. No entanto é geralmente aceito que existem vantagens quando um grupo, e não um indivíduo, toma decisões: os grupos trazem uma variedade maior de conhecimentos e experiências; a interação entre os membros do grupo tanto estimula a consideração de mais opções como desafia as idéias recebidas; as idiossincrasias são filtradas; e uma visão de grupo pode ter mais peso do que a de um único indivíduo [1].

Tradicionalmente, a tomada de decisão em grupo tem se baseado em uma abordagem informal, como um comitê. Na verdade, isso permanece como a principal abordagem na maioria das caminhadas da vida apesar das diversas imperfeições duradouras e amplamente observadas: a dominação por um indivíduo em particular; pressões para concordar com a maioria ou a visão de pessoas poderosas; decisões mais extremas que qualquer indivíduo isolado defenderia; e aspectos complexos que permanecem sem solução.

Desde a década de 1950 que as abordagens formais à tomada de decisão têm sido desenvolvidas e crescentemente utilizadas em muitas áreas, inclusive na atenção à saúde. Suas vantagens sobre as abordagens informais são que um método estruturado transparente pode eliminar os aspectos negativos mencionados e oferecer credibilidade científica. Na atenção à saúde, esses métodos têm sido utilizados por três propósitos principais: o desenvolvimento de diretrizes clínicas e organizacionais; a determinação de prioridades quanto a quais serviços oferecer, que tópicos pesquisar e que desfechos mensurar; e elaborar critérios segundo os quais aspectos da política (por exemplo, qualidade da pesquisa, métodos de pagamento pela atenção à saúde, etc.) podem ser julgados.

Na essência, os métodos de desenvolvimento de consenso tentam identificar todos os aspectos que são relevantes, enquadrá-los na forma de afirmativas explícitas e, finalmente, obter uma visão do grupo quanto ao seu nível de concordância com cada afirmativa por meio de uma *escala Likert* (uma medida de concordância, tipicamente sobre uma escala de 5 ou 9 pontos, variando de forte a fraca concordância). Assim, a discussão qualitativa não-estruturada é convertida em registro quantitativo estruturado de visões de maneira explícita e transparente.

Que métodos existem?

Os aspectos-chave dos métodos formais de desenvolvimento de consenso são:
- oferta de evidências independentes – os membros do grupo recebem uma síntese de todas as evidências científicas ou de pesquisa disponíveis, produzidas com o uso de métodos rigorosos;
- privacidade – membros individuais de um grupo expressam suas visões de forma privada, de modo que os outros membros não conheçam o julgamento de cada pessoa;
- oportunidade para que os indivíduos mudem suas visões à luz da observação das visões iniciais anônimas de todos os membros de grupo (e, com um grupo nominal, escutem as explicações para as diferenças de visão); e
- derivação explícita e transparente da decisão do grupo, com base em métodos estatísticos pré-organizados de agregação e análise.

Três métodos de desenvolvimento de consenso em grupo têm sido usados na atenção à saúde, embora um – conferências de desenvolvimento de consenso – tenha sido largamente abandonado e não é mais discutido aqui. Os outros dois são as técnicas de grupo nominal e os inquéritos Delphi. Embora cada um tenha aspectos centrais, cada um pode ser modificado e implementado de diversas maneiras.

Técnicas de grupo nominal (TGN)

São assim denominadas porque a visão do grupo resulta da agregação da visão de membros individuais em vez do grupo alcançando uma visão conjunta. Geralmente o grupo compreende de 8 a 12 membros. Caso seja menor, a confiabilidade da visão do grupo fica ameaçada [2]; caso seja maior, as discussões do grupo serão difíceis de serem administradas e frustrarão os participantes.

Usualmente existem três estágios. Primeiro, os membros são convidados a sugerir (por escrito) a que os aspectos-chave estão relacionados a respeito do tópico (por exemplo, no desenvolvimento de diretrizes sobre indicações para substituição de quadril, as pessoas poderiam sugerir que a idade do paciente ou o grau de dor no quadril seria altamente relevante). Todas as sugestões são então agregadas pela pessoa que organiza o processo. Em segundo lugar, é produzido um questionário estruturado abrangendo todos os aspectos (e combinações dos mesmos), sendo cada membro do grupo convidado a classificar seu nível de concordância com cada sugestão em uma escala Likert (por exemplo, "pessoas entre 65 e 74 anos de idade com dor moderada deveriam se submeter à substituição do quadril"). Em terceiro lugar, as respostas agregadas, mostrando a distribuição das opiniões dos membros, são devolvidas aos participantes, que se encontram para discutir áreas de discordância. A discussão é facilitada por um não-participante. Após a discussão, os membros novamente classificam seu nível de concordância, se sua opinião mudou ou não à luz de seu conhecimento sobre a opinião e as explicações dos outros. Embora esse estágio possa ser repetido, na prática as visões do grupo mostram pouca ou nenhuma alteração. As visões do grupo são então analisadas de acordo com definições de concordância e discordância predefinidas.

Uma das versões de TGN mais freqüentemente utilizadas no setor da saúde foi desenvolvida pela UCLA/RAND, sendo que os dois primeiros estágios são desenvolvidos por correio e o grupo só se encontra para o terceiro estágio [3]. Isso obviamente possui vantagens práticas sobre um processo que exija três encontros.

Inquéritos Delphi

A principal limitação da TGN é o número relativamente pequeno de pessoas que pode participar (devido às questões práticas para facilitar uma reunião) e a exigência de juntar todos os participantes pelo menos para uma reunião. Não é surpreendente que as pessoas tenham questionado a representatividade das visões do grupo nominal. A abordagem alternativa, um inquérito Delphi, evita essas limitações. Não existe nenhum limite prático para o número de participantes, embora pouco possa ser ganho em termos metodológicos ao incluir mais de 50 pessoas. Contudo, para ganhar maior "propriedade" sobre a decisão que emerge, pode ser politicamente necessário incluir um número maior daqueles que formam o público-alvo para o resultado.

O processo difere de uma TGN somente em um aspecto importante – o grupo de participantes nunca se encontra. Tudo é feito por correio. Isso significa que uma amostra muito mais dispersa geograficamente pode participar. A desvantagem em potencial é que os participantes não escutam as razões de qualquer visão divergente (embora eles possam ser convidados a explicar suas visões e estas possam ser comunicadas por escrito durante a segunda rodada). A base para qualquer mudança em suas classificações iniciais é, portanto, apenas suas respostas ao fato de terem conhecimento das opiniões dos demais participantes. Como resultado, a extensão da concordância ou consenso é menor do que aquela alcançada com grupos nominais [4]. Isso deve ser balanceado pela maior confiabilidade dos inquéritos Delphi, embora isso se deva inteiramente ao maior tamanho dos grupos.

Aspectos práticos

Seleção dos participantes

Dado que o propósito do exercício é tomar decisões que sejam bem recebidas e tenham impacto sobre políticas ou práticas existentes, o aspecto-chave ao selecionar os participantes é que eles representem o público-alvo para o resultado. Assim, não faz muito sentido buscar somente as visões de clínicos gerais se o público-alvo for composto por enfermeiros comunitários. Na prática, devido à natureza multiprofissional ou multidisciplinar da maioria das atividades de atenção à saúde, é aconselhável garantir que todos os grupos, ou "tribos" profissionais, ou parcerias estejam representados. Pode ser que pacientes ou cuidadores leigos também sejam incluídos.

A maior preocupação que as pessoas têm sobre a TGN resulta do pequeno tamanho dos grupos. Como cerca de 10 participantes podem ser representativos? Dentro de categorias profissionais ou especialistas definidas, estudos têm demonstrado que indivíduos em particular selecionados causam pouco impacto sobre a decisão (ou seja, quaisquer 10 enfermeiros comunitários chegarão a decisões semelhantes) [5]. O que faz a diferença é a "especialização" dos participantes. Provavelmente, 10 enfermeiros comunitários tomarão decisões diferentes de 10 clínicos gerais ou 10 pacientes. Os participantes tendem a enxergar as atividades com as quais estão mais familiarizados de forma mais favorável do que os participantes que não o estão. Por exemplo, cirurgiões cardíacos têm maior probabilidade de encarar a cirurgia como o tratamento correto para um paciente do que os cardiologistas ou os enfermeiros comunitários. Igualmente, os cardiologistas podem defender o tratamento médico, e os enfermeiros comunitários podem se posicionar a favor de mudanças no estilo de vida.

Outra preocupação freqüentemente expressa é que os membros menos especializados de um grupo (mais notavelmente os pacientes ou pessoas leigas) não consigam contribuir muito e deveriam ser excluídos, deixando a tomada de decisão para aqueles com conhecimento mais especializado. Na prática, o conhecimento e a habilidade das pessoas leigas com freqüência são subestimados pelos especialistas. Além disso, mesmo que os aspectos altamente técnicos do tópico possam estar além da compreensão de algumas pessoas, outros aspectos, como as implicações sociais, econômicas e éticas, podem não estar. Na verdade, as discordâncias em grupos heterogêneos podem estar baseadas em valores diferentes, e não em diferenças na interpretação da complexa informação científica. É importante que tais discordâncias sejam abordadas se se quiser que as decisões resultantes sejam amplamente aceitas.

Reuniões de grupo

Deveria ser proporcionada uma revisão das informações baseadas em pesquisa para todos os participantes, e eles deveriam ser estimulados a lê-la e a trazê-la consigo nas reuniões do grupo nominal para se referirem a ela quando necessário. O único estudo a observar o impacto da oferta de uma revisão para grupos nominais descobriu que a probabilidade de suas decisões serem consistentes com as evidências da pesquisa era maior do que quando não era oferecida nenhuma revisão [6]. Parece provável que, quanto mais amigável a apresentação das evidências da pesquisa, maior a probabilidade de que os participantes as assimilem.

Para a maior parte dos participantes de um grupo nominal, essa será uma experiência nova. Diferentemente de reuniões informais de grupo, os participantes precisam prestar constante atenção e se engajar em todos os itens que estão em discussão. É um exercício sob pressão e exigente que deve ser cuidadosamente administrado pelo facilitador. Bem manejado, também é uma experiência compensadora que a maioria dos participantes desfruta e valoriza. Faz sentido tratar bem os participantes. Vale a pena fazer as pessoas sentirem que sua participação é apreciada ao realizar a reunião em um ambiente silencioso e confortável e oferecer um lanche de boa qualidade. Em geral, as sessões de discussão não deveriam durar mais de duas horas e, de preferência, deveria haver apenas duas sessões por dia.

É importante que a pessoa que está coordenando o encontro aja como facilitadora, e não como um presidente. Isso se torna mais fácil se a pessoa possuir pouco conhecimento, ou opiniões, sobre o tópico que está sendo discutido. O papel do facilitador é explicar o processo, enfatizando que os participantes não deveriam mudar suas visões somente para permitir que o grupo alcance o consenso. Entretanto os participantes deveriam escutar e considerar as visões de outros membros de maneira aberta e respeitosa. Outra tarefa para o facilitador é garantir que todos os membros do grupo tenham uma chance justa de contribuir. O menos influente tende a ser menos peremptório e precisa de algum estímulo para participar. Mas talvez a tarefa mais importante seja assegurar que o grupo aborde todos os aspectos do tópico. Não é bom que, no final do processo, apenas metade dos tópicos tenha sido discutida e classificada. É necessário que o facilitador garanta tempo suficiente para a discussão, mas que não deixe o grupo devotar tempo demais para algum assunto em particular. Isso requer um julgamento sensível e que ele esteja preparado para interromper as discussões e seguir em frente.

Da mesma forma que com os grupos focais (ver Capítulo 3), não é possível o facilitador fazer um registro dos pontos notáveis da discussão. Assim, é necessário ter um observador que anote e grave a discussão em áudio. Os grupos deveriam receber garantias de que qualquer uso dos registros não revelará as identidades individuais, mesmo que sejam extraídas citações textuais.

Análise

A análise do resultado quantitativo dos métodos de desenvolvimento de consenso é uma ciência em evolução. Novas formas estão freqüentemente sendo exploradas e relatadas. Contudo, apesar da variedade de métodos disponíveis, todos eles compartilham as mesmas metas: determinação da visão do grupo, (alguma medida de tendência central) e a extensão de concordância no grupo (uma medida de dispersão). Visto que raras vezes as visões do grupo são distribuídas normalmente, deveria ser usada a mediana e não a média para a primeira medida. Uma medida de dispersão adequada é a variação interquartil, embora existam outras opções.

Para aquelas afirmativas sobre as quais o grupo conseguiu chegar a um consenso (isto é, as classificações individuais tiveram uma distribuição suficientemente estreita), é necessário traduzir um escore quantitativo (uma mediana) em um julgamento qualitativo (concordância com a afirmativa; discordância com a afirmativa; nenhuma das duas). Em geral, as escalas de classificação de Likert são divididas em terços, de modo que os escores mais baixos indicam discordância, os escores mais altos significam concordância e aqueles no terço central demonstram que o grupo está confuso. Por exemplo, se foi usada uma escala de 9 pontos, qualquer mediana entre 1 e 3 serve para indicar uma discordância com a afirmativa.

Como pode ser notado, um fator crítico na análise é quão estritamente uma definição de consenso é usada. Em um extremo, se fosse exigido que todos os membros de grupo atribuíssem exatamente o mesmo escore, seria alcançado consenso em pouquíssimas afirmativas. No outro extremo, se fosse aceita uma larga distribuição de escores, seria alcançado consenso para a maioria das afirmativas. Uma regra comumente aceita é que, em uma escala de 9 pontos, todas as classificações devem estar dentro de uma variação de 3 pontos para constituir um consenso. Quaisquer que sejam as regras adotadas, elas deveriam ser decididas de antemão, e não depois que os dados foram coletados e analisados.

Um perigo em potencial é que um ou mais membros de um grupo decidam perturbar o processo ao deliberadamente atribuir classificações extremas fora da linha do restante do grupo. Isso poderia resultar em nenhum consenso alcançado para qualquer afirmativa. Para se resguardar contra isso, uma prática comum é decidir com antecedência que um (ou mais de um) participante que marque algo muito diferente para cada afirmativa será excluído. O número excluído dependerá parcialmente do tamanho do grupo. Para um grupo de 10, seria aceitável excluir um ou dois.

O impacto que as regras podem ter sobre os desfechos pode ser observado na Tabela 12.1, na qual ambos os aspectos referidos são explorados. O uso de definições maleáveis de concordância (todas as classificações dentro de qualquer variação de 3 pontos) comparadas com uma definição estrita (todas as

Tabela 12.1 Impacto de diferentes definições de concordância sobre a proporção de afirmativas para as quais os grupos nominais alcançaram consenso

Tópico	Inclui todas as classificações		Exclui as classificações mais distantes*	
	Estrita	Maleável	Estrita	Maleável
Angiografia coronariana [7]	28	29		
Endoscopia [7]	25	25		
Endarterectomia carotídea [7]	41	41		
Colecistectomia [8]				
– grupo misto	45	47	63	67
– grupo cirúrgico	35	35	57	61
Substituição total do quadril [9]				
– Reino Unido	42	42	53	59
– Japão	23	32	50	69

Estrita = todas as classificações individuais em faixas de 1-3, 4-6 ou 7-9.
Maleável = todas as classificações individuais em faixas de 3 pontos quaisquer.
* Exclusão das duas classificações mais distantes da mediana.

classificações dentro de uma variação de 3 pontos tal como 1-3) teve pouco impacto sobre a proporção de afirmativas alcançando concordância. Em comparação, a exclusão de algumas escolhas muito diferentes aumentou enormemente os níveis de concordância dos grupos.

Uma nova abordagem modificada

Devido a algumas das limitações que foram descritas, existe um caso para uma nova abordagem. A despeito de quaisquer limitações metodológicas, os métodos existentes se tornaram muito pesados e caros nas mãos de algumas organizações. O desenvolvimento de diretrizes clínicas e organizacionais pelo National Institute for Health and Clinical Excellence (NICE) na Inglaterra com freqüência envolve até 20 reuniões de um grupo ao longo de 1-2 anos, uma abordagem que não é sustentável. Assim, também existe necessidade de uma abordagem mais rápida e mais eficiente.

Um modelo alternativo foi proposto recentemente [10]. Envolve apenas três reuniões de grupo nominal. Na primeira reunião, o grupo identifica os aspectos específicos do tópico a ser examinado. Metodologistas então revisam e sintetizam as evidências da pesquisa e outros materiais relevantes, tomando cuidado para documentar qualquer julgamento sobre evidências em conflito e suas limitações metodológicas. Esse material e as visões do grupo são então usados para desenvolver e orientar um questionário.

Membros do grupo recebem pelo correio a revisão da literatura e o questionário a ser preenchido em particular. A visão do grupo é apresentada no segundo encontro, quando áreas de discordância podem ser exploradas. Os participantes têm, então, oportunidade de revisar privadamente suas classificações. São feitas anotações durante a reunião, e ela é gravada em áudio para permitir uma análise temática da influência que assuntos como custos, efetividade, prioridade, factibilidade e aceitabilidade têm sobre as classificações. A representatividade da visão do grupo pode então ser checada pelo envio por correio de uma amostra aleatória dos itens abordados no questionário para um grupo grande composto de forma similar.

Com base nas visões do grupo nominal (modificadas se o levantamento demonstrar que não é representativo), os resultados do questionário podem ser transformados em decisões ou recomendações qualitativas. Estas são então remetidas por correio para os membros do grupo nominal, que se reencontram para discutir as decisões esboçadas em uma terceira e última reunião. O resultado publicado inclui um indicativo das suposições subjacentes do grupo e a força de apoio para cada recomendação juntamente com a extensão da concordância do grupo sobre cada afirmativa.

Conclusões

Embora o âmago dos métodos formais de desenvolvimento de consenso seja uma abordagem quantitativa, seu propósito é organizar e dar sentido a dados qualitativos (isto é, opiniões e julgamentos diversos das pessoas). Tradicionalmente, a complexidade das múltiplas visões era considerada como a "caixa preta" de grupos informais, que tendiam a perpetuar visões e estruturas de poder existentes. Os desafios eram difíceis de serem superados, porque não estava claro como as decisões foram alcançadas. Com métodos formais, a tomada de decisão em grupo fica exposta e, assim, tornada mais confiável e democrática.

Leitura adicional

Murphy MK, Black NA, Lamping DL *et al.* Consensus development methods, and their use in clinical guideline development. *Health Technology Assessment* 1998; **2**(3): 1-88.

Referências

1. Murphy MK, Black NA, Lamping DL *et al.* Consensus development methods, and their use in clinical guideline development. *Health Technology Assessment* 1998; **2**(3): 1-88.
2. Richardson FM. Peer review of medical care. *Medical Care* 1972; **10**: 29-39.
3. Fitch K, Bernstein SJ, Aguilar MD *et al. The RAND/UCLA Appropriateness Method User's Manual.* RAND, Santa Monica, CA, 2001.
4. Hutchings A, Raine R, Sanderson C *et al.* A comparison of formal consensus methods used for developing clinical guidelines. *Journal of Health Services Research & Policy* (in press).
5. Hutchings A & Raine R. A systematic review of factors affecting the judgements produced by formal consensus development methods in health care. *Journal of Health Services Research & Policy* (in press).
6. Raine R, Sanderson C, Hutchings A *et al.* An experimental study of determinants of group judgments in clinical guideline development. *Lancet* 2004; **364**: 429-437.
7. Park RE, Fink A, Brook RH *et al.* Physician ratings of appropriate indications for three procedures: theoretical indications versus indications used in practice. *American Journal of Public Health* 1989; **79**: 445-447.
8. Scott EA & Black N. Appropriateness of cholecystectomy in the UK – a consensus panel approach. *Gut* 1991; 32: 1066-1070.
9. Imamura K, Gair R, McKee CM *et al.* Appropriateness of total hip replacement in the UK. *World Hospitals & Health Services* 1997; **32**: 10-14.
10. Raine R, Sanderson C & Black N. Developing clinical guidelines: a challenge to current methods. *British Medical.journal* 2005; **331**: 631-633.

Capítulo 13

Sintetizando a pesquisa qualitativa

Catherine Pope, Nicholas Mays

Introdução

A pesquisa qualitativa é, por sua própria natureza, freqüentemente centrada em casos individuais com um único ambiente ou um grupo específico de pacientes ou profissionais de saúde. Mesmo porções de trabalho qualitativo em maior escala – como estudos envolvendo números relativamente grandes de entrevistas ou múltiplos ambientes – muitas vezes enfocam as minúcias da vida diária e oferecem detalhes a respeito de contextos locais e momentos no tempo singulares. Como atestam outros capítulos deste livro, esse tipo de descrição rica é uma das forças da pesquisa qualitativa. Uma das desvantagens, contudo, é que isso pode produzir estudos fascinantes e perspicazes, mas difíceis de serem generalizados. Mesmo quando é possível encontrar um grupo de tais estudos sobre um tópico similar e realizado em ambientes comparáveis ou com respondentes similares, a natureza altamente específica da pesquisa pode dificultar a captação da mensagem cumulativa de tal corpo de evidências. Isso pode causar problemas para aqueles que desejarem usar os achados da pesquisa qualitativa – por exemplo, para informar a elaboração de políticas ou a tomada de decisões a respeito da oferta de atenção à saúde. As perguntas que poderiam ser feitas são: o que um conjunto de estudos realizados em países diferentes sobre reformas e inovações específicas na atenção à saúde nos diz a respeito de como a mudança organizacional geralmente acontece em sistemas de saúde? Ou o que estudos individuais de atitudes de pacientes ao tomar medicamentos nos diz a respeito da experiência do paciente com a ingestão de medicamentos em geral?

Uma maneira de tentar responder a esse tipo de questão poderia ser a condução de uma revisão narrativa da literatura, talvez identificando temas-chave de cada um dos estudos incluídos. Entretanto, embora tais revisões possam agregar artigos, não necessariamente *integram* evidências nem desenvolvem novos conhecimentos cumulativos. Na pesquisa quantitativa em saúde foram desenvolvidas técnicas de revisão sistemática, como metanálise, para combinar os resultados de ensaios controlados randomizados [1], o que permite a integração e a avaliação de evidências quantitativas. Essas abordagens tornaram-se padronizadas com o objetivo de assegurar que o processo seja adequadamente documentado e que os achados sejam válidos e confiáveis tanto quanto possível. As revisões sistemáticas também podem abranger achados de pesquisa não-experimental, embora, nesses casos, raramente seja possível combinar os dados de estudos com diferentes *designs*. As revisões sistemáticas tentaram incluir apenas dados quantitativos, mas tem havido tentativas recentes de inclusão de pesquisa qualitativa em revisões sistemáticas, quando relevante [2,3].

Paralelamente ao desenvolvimento de métodos de revisão sistemática largamente quantitativos, os pesquisadores também começaram a explorar métodos que permitem a integração ou *síntese* de evidências de pesquisa qualitativa. Os métodos para sintetizar evidências de pesquisa qualitativa estão evoluindo, e alguns estão menos bem desenvolvidos do que outros. Este capítulo examina alguns dos métodos de síntese que atualmente estão sendo desenvolvidos e aplicados à pesquisa qualitativa no campo da saúde.

Deveríamos sintetizar?

Existem discussões sobre se é factível ou desejável sintetizar evidências de múltiplos estudos de pesquisa, tanto quanto existem discussões sobre se é legítimo mesclar métodos qualitativos e quali-quantitativos em um único estudo de pesquisa primário (ver Capítulo 9 sobre métodos mistos). Alguns argumentam que a agregação destrói a integridade dos estudos individuais e que as diferenças em uma perspectiva e metodologia teórica fundamentalmente militam contra a síntese. Essa posição foi discutida no Capítulo 8 sobre a avaliação da qualidade da pesquisa qualitativa. Para aqueles que sustentam que cada estudo qualitativo é uma representação singular de múltiplas realidades ou verdades, a idéia de sintetizar diversos estudos é um anátema. Contudo, como deixamos claro no Capítulo 8, adotamos uma posição "sutil realista" [4] sustentando a existência de uma realidade social subjacente que os estudos de pesquisa tentam descrever de diferentes maneiras. Como os pesquisadores aplicados trabalham em pesquisa e ambientes da política de atenção à saúde, cremos que uma significativa proporção da pesquisa deveria ser direcionada para responder a questões e apoiar a tomada de decisões relevantes aos serviços e às políticas de saúde. Também estamos cientes de que uma grande parte da pesquisa na atenção em saúde não é cumulativa e não está baseada em trabalho realizado anteriormente. Mesmo com o crescimento das ferramentas de pesquisa eletrônica e da tecnologia de informação, freqüentemente os estudos não referenciam nem discutem outras pesquisas comparáveis no mesmo campo [5]. Além disso, os relatórios de pesquisa qualitativa podem ser difíceis de serem localizados [6-8]. Por todas essas razões, a síntese é uma parte desejável e cada vez mais importante da pesquisa qualitativa em saúde.

O objetivo da síntese

A síntese pode ser conduzida por diferentes propósitos: pode ajudar a identificar lacunas no conhecimento ou em áreas para mais pesquisas; pode ser realizada para resumir as implicações das evidências qualitativas como parte de um processo de revisão mais amplo que inclua uma revisão sistemática ou outras análises de evidências quantitativas; ou pode objetivar diretamente informar a tomada de decisão. Como resultado, existem muitos públicos diferentes para a síntese, que podem incluir outros pesquisadores, profissionais de saúde ou prestadores de serviços, administradores, legisladores e patrocinadores de pesquisas. Além de responder ao propósito da síntese, vale a pena reconhecer que esses diferentes públicos podem ter necessidades diferentes em termos de como a síntese é realizada e expressa.

Métodos para sintetizar a pesquisa qualitativa

Este capítulo considera três dos principais métodos que podem ser usados para sintetizar a pesquisa qualitativa: a síntese narrativa, a análise comparativa de casos e a metaetnografia. Antes de descrever esses métodos, existem algumas considerações preliminares que se aplicam a qualquer revisão ou síntese.

Embora isso nem sempre seja possível no início, é importante especificar a(s) pergunta(s) que sustenta(m) a síntese. Às vezes as questões são adaptadas ou reformuladas durante o processo de coleta e análise das evidências, mas, da mesma forma que com outros aspectos da pesquisa qualitativa, é importante ser claro a respeito da(s) pergunta(s) colocada(s). Um exame preliminar das fontes potenciais de literatura pode ajudar no processo de refinar a(s) pergunta(s) antes de uma busca mais extensa. A estratégia para busca e decisões sobre que literatura incluir depende parcialmente do tamanho da literatura e, caso houver um grande número de estudos relevantes, pode ser necessário considerar alguma forma de amostragem. A busca eletrônica de literatura qualitativa pode ser particularmente difícil, já que alguns bancos de dados não utilizam expressões de indexação apropriadas. Por essa razão, a busca manual de periódicos é fortemente aconselhada junto com a consulta a especialistas na área do assunto. Vale a pena relembrar que boa parcela da literatura qualitativa está publicada em monografias, capítulos de livros ou teses, bem como em artigos de periódicos. Em comparação com algumas revisões sistemáticas, as sínteses qualitativas podem abranger longos períodos de tempo, em parte para garantir que os estudos "clássicos" antigos, que podem fazer uma significativa contribuição teórica, estejam incluídos [9].

Existe algum debate quanto à importância de se avaliar a literatura em busca de qualidade e uma percepção de que se deva excluir certos estudos antes de realizar a síntese dos achados [5,8]. Alguns autores argumentam que isso não deveria ser feito, mesmo que seja um aspecto comum das revisões sistemáticas quantitativas, e afirmam que o valor de porções específicas da pesquisa somente ficará aparente durante o processo de síntese. Assim, artigos "fracos" podem ser incluídos em sínteses qualitativas desde que sua qualidade relativa seja clara. Como foi observado no Capítulo 8, existem diversas listas de checagem e diretrizes para avaliar a qualidade da pesquisa, algumas das quais foram planejadas para uso com síntese qualitativa. Tal avaliação pode ser útil ao garantir que os pesquisadores que conduzem as sínteses estejam familiarizados com as potências e fragilidades de cada um dos estudos coletados para a síntese, mas não parece haver evidências fortes de que os resultados de cada avaliação devam ser os únicos árbitros da inclusão.

Síntese narrativa

A *síntese narrativa* está embasada em uma abordagem narrativa ou contadora de histórias que busca originar novos *insights* ou conhecimentos ao agrupar, de forma sistemática e transparente, achados preexistentes de pesquisa. A síntese narrativa objetiva ir além dos tipos de revisões das narrativas tradicionais, que resumem um estudo após o outro com pouca tentativa de integração. No Reino Unido, um projeto financiado pelo Economic and Social Research Council (ESRC) desenvolveu uma útil orientação para realização de síntese narrativa [10], incluindo aplicações trabalhadas dessa abordagem. Na essência, a síntese narrativa resulta na identificação de temas-chave emergentes na literatura identificada e o desenvolvimento de uma narrativa ou "história" que os englobe. O *mapeamento de metanarrativa* [11] (também denominado *síntese realista*) é uma forma específica de síntese narrativa que foi recentemente desenvolvida. No mapeamento de metanarrativa, o foco recai sobre a elaboração das teorias ou mecanismos causais centrais identificados em múltiplos estudos e na elaboração de uma explicação do corpo da pesquisa ao contar a história da evolução do campo de indagação ou mapear os domínios cobertos pela literatura em uma área. Em um mapeamento de metanarrativa da grande e diversificada literatura sobre inovação na atenção à saúde e outras organizações, a síntese resultante identificou 13 diferentes tradições de pesquisa e 7 dimensões-chave relacionadas à disseminação e à sustentabilidade da inovação e da mudança. Os autores conseguiram juntar, tanto cronológica como tematicamente (isto é, descrevendo o desenvolvimento teórico desde a literatura mais antiga até a mais recente, identificando agrupamentos temáticos), esses elementos dispersos em uma estrutura narrativa para contar a história dessa extensa, embora complexa, literatura.

Análise comparativa de casos

A *análise qualitativa comparativa de casos* apresenta os achados de múltiplos casos (isto é, estudos diferentes) para desenvolver novas explicações para um corpo inteiro de achados. Tipicamente utiliza alguma forma de matriz, como a proposta por Miles e Huberman [12]. Embora desenvolvidas para analisar dados qualitativos primários a partir de diversos estudos de caso, as mesmas formas tabulares de representar os dados podem ser usadas para explorar e comparar as relações entre os achados de diferentes estudos. São utilizadas matrizes ou diagramas para exibir as variáveis, os temas ou os conceitos de uma série de estudos para facilitar a comparação sistemática. Yin [13] descreve esse processo como similar à abordagem comparativa constante, tal como é usada na *grounded theory* (ver Capítulos 1 e 7 para mais informações sobre *grounded theory*). Ele sugere o uso da combinação de padrões (isto é, busca de variáveis similares) para agrupar conceitos-chave com o objetivo de identificar o núcleo ou os elementos centrais e, com isso, desenvolver novos conceitos ou explicações para os achados de um conjunto de estudos.

Metaetnografia

A *metaetnografia* [14] utiliza técnicas de pesquisa qualitativa para reanalisar múltiplos relatórios qualitativos. O nome é levemente enganador, porque implica, erroneamente, que a abordagem só pode ser usada com estudos etnográficos. Infelizmente também engendra alguma confusão com o termo metanálise. Um exemplo útil dessa abordagem é oferecido por Britten e colaboradores [15]. Envolve a indução e a interpretação (isto é, a reanálise) ou os relatórios publicados de estudos anteriores. Um aspecto-chave da metaetnografia é o uso da *tradução recíproca* – um processo no qual diferentes estudos são traduzidos ou interpretados de uma língua para outra e vice-versa. Isso resulta em uma busca sistemática em cada estudo, extraindo achados e interpretações-chave e comparando umas com as outras para desenvolver um conjunto de conceitos abrangentes ou áreas superpostas. Esse processo lembra os métodos de comparação constante usados nas abordagens de pesquisa qualitativa primária, como a *grounded theory*. Cada achado (por exemplo, um conceito ou uma interpretação) é examinado para ver como se parece (ou não) com os de outros estudos, sendo eles combinados, mesclados e adaptados para permitir a geração de um novo e combinado conjunto de interpretações. O produto de uma metaetnografia pode simplesmente ser essa tradução recíproca, embora, com freqüência, isso possa ser mais desenvolvido rumo à síntese de uma nova *linha de argumentação*. Os idealizadores da abordagem [14] também sugerem que é possível usar a metaetnografia para demonstrar e explicar interpretações opostas ou que se refutam na literatura. Um exemplo de uma síntese de uma "linha de argumentação" é dado pela metaetnografia de literatura publicada relatando a visão dos pacientes sobre a ingestão de medicamentos prescritos para problemas de curta ou longa duração, de autoria de Pound e colaboradores [5]. Foram identificados sete grupos principais de artigos relacionados a grupos correspondentes de medicamentos/condições, sendo que os autores utilizaram esse corpo de evidências para desenvolver um novo modelo de ingestão de medicamentos e para explicar o novo conceito de *resistência* dos pacientes a medicamentos. A idéia de "resistência" é que os pacientes se envolvem ativamente com os medicamentos – deliberadamente modificam e adaptam a ingestão prescrita do medicamento devido a complexas compreensões, significados e crenças que trazem para a tomada de medicamentos. De acordo com esse argumento, o não-comprometimento ou a falta de adesão a regimes não é simplesmente resultado de uma falha passiva em tomar medicamentos, mas resulta da ativa tomada de decisão por parte do paciente.

Síntese de evidências qualitativas e quantitativas

Como foi mencionado no Capítulo 9, existem algumas controvérsias a respeito da possibilidade ou não de combinar métodos qualitativos e quantitativos em estudos primários, sendo que essas preocupações se manifestam onde quer que o assunto da integração entre evidências qualitativas e quantitativas de mais de um estudo seja levantado. Discutimos em outro artigo [16] que a síntese qualitativa-quantitativa é a extensão lógica de uma abordagem à pesquisa com método misto e que oferece consideráveis benefícios à tomada de decisão política e na atenção à saúde. Entretanto, não existe uma única estrutura acordada para sintetizar essas formas diferentes de evidências. Existem quatro largas abordagens potencialmente aplicáveis à síntese de pesquisas qualitativas e quantitativas que, para simplificar, podem ser distintas como narrativa, qualitativa, quantitativa e bayesiana. No contexto da tomada de decisão política e na atenção à saúde, a síntese bayesiana é fundamentalmente projetada para oferecer *apoio à decisão* [17] quando for necessário revisar ou sintetizar a fim de apoiar uma decisão específica em um contexto em particular. Os outros três métodos (narrativo, qualitativo e quantitativo) podem ser encarados como grandes proporcionadores de *conhecimento para apoio* pela integração entre conhecimentos e, com isso, esclarecendo, mas não informando diretamente, uma variedade de decisões potenciais em diversos contextos.

Vale a pena observar que muitas das técnicas sugeridas a seguir resultaram tanto da síntese qualitativa como da quantitativa para a análise de dados primários. Da mesma forma que a síntese qualitativa (sobre a qual algumas das abordagens são tiradas), os métodos para sintetizar pesquisas qualitativas e quantitativas estão nos estágios iniciais de desenvolvimento.

Síntese narrativa qualitativa-quantitativa

Esta abordagem está amplamente descrita conforme a síntese narrativa supracitada. Tal trabalho inclui a síntese que tenta integrar os achados de pesquisas qualitativas com revisões sistemáticas da literatura quantitativa ou metanálises de ensaios randomizados. O trabalho de Harden e colaboradores, combinando uma metanálise de dados de ensaios com uma análise temática de estudos qualitativos para inferir barreiras e facilitadores à dieta saudável, é um bom exemplo desse tipo de síntese baseada em narrativa de pesquisa qualitativa e quantitativa [18]. A síntese narrativa inclui o exemplo do mapeamento de metanarrativas discutido neste capítulo e também abrangeria abordagens como a revisão de Young sobre a literatura qualitativa e quantitativa a respeito de comportamento na doença [19]. Incorporou artigos desde 1973, abrangendo uma gama de abordagens de diferentes disciplinas, incluindo sociologia, geografia e economia para desenvolver um modelo hierárquico integrado de comportamento na doença.

Síntese qualitativa qualitativa-quantitativa

Estas abordagens tentam converter todas as evidências disponíveis em um formato qualitativo (isto é, textual), usando os métodos analíticos, anteriormente descritos neste capítulo, da metaetnografia ou da análise comparativa dos dados para produzir novos conceitos ou teorias capazes de explicar os achados de diferentes estudos. Um exemplo recente de uma abordagem qualitativa, baseada na metaetnografia, é uma *síntese interpretativa*, que examinou uma vasta literatura sobre acesso à atenção à saúde descrita por Dixon-Woods e colaboradores [20].

Síntese quantitativa qualitativa-quantitativa

As abordagens quantitativas convertem todas as evidências em um formato quantitativo (isto é, numérico). Isso pode ser feito pelo uso de técnicas como o levantamento de caso quantitativo – um processo que utiliza um conjunto de questões estruturadas para extrair "observações" tanto de um conjunto de sítios como de estudos separados, que são, então, convertidos em um formato numérico a ser estatisticamente analisado. Por exemplo, na avaliação nacional de clínicos gerais "estudo-piloto de compra total", no NHS do Reino Unido, Mays e colaboradores resumiram uma variedade de dados principalmente qualitativos de entrevistas e outras fontes para derivar um "escore" quantitativo para cada sítio-piloto de compra total. Em troca, isso refletiu sua habilidade de causar mudanças em serviços em outras instâncias do NHS local por meio de suas atividades como comprador do atendimento à saúde [21]. Então foi possível relacionar o escore à variedade de características de cada sítio-piloto em uma análise quantitativa para começar a explicar o sucesso relativo dos diferentes estudos-piloto.

Outra abordagem quantitativa da síntese de evidências qualitativas e quantitativas é o uso de análise de conteúdo – uma técnica para categorizar os dados em temas que podem ser então contados e convertidos em freqüências para identificar aspectos dominantes entre diversos estudos.

Síntese bayesiana

Esta abordagem aplica os princípios da análise bayesiana à síntese. Os dados de múltiplos estudos são convertidos a um formato quantitativo e combinados para análise e modelagem. A síntese bayesiana é projetada principalmente para *apoio à decisão* quando uma revisão objetiva apoiar uma decisão específica. Pode ser útil pela sua capacidade de incorporar fontes como a opinião de especialistas ou do público, bem como de evidências de pesquisa qualitativa à modelagem/análise. Um exemplo de uma síntese que usou esta abordagem é um estudo utilizando evidências qualitativas e quantitativas para avaliar fatores que afetam o recebimento de imunização [22]. Foram usados os achados de estudos qualitativos sobre recebimento de imunização para informar uma distribuição anterior (uma classificação numérica de fatores que afetam o recebimento de imunizações a partir de estudos individuais). Essas probabilidades anteriores foram combinadas com dados probabilísticos extraídos de estudos quantitativos e analisadas em conjunto para identificar e estimar a importância de uma variedade mais ampla de fatores vinculados ao recebimento do que a literatura qualitativa ou quantitativa poderia ter oferecido isoladamente.

Observações para conclusão

A ciência da síntese está evoluindo, e muitos dos métodos descritos neste capítulo apenas recentemente foram aplicados às evidências da pesquisa em saúde e em atenção à saúde. Em última análise, a escolha da abordagem de síntese deveria estar relacionada tanto ao objetivo específico da revisão como à natureza das evidências disponíveis. Se apenas evidências qualitativas estiverem disponíveis ou forem necessárias, então um dos métodos descritos para síntese qualitativa pode ser adequado. Se for desejada a combinação de evidências qualitativas e quantitativas, pode valer a pena explorar as outras abordagens delineadas, com a advertência de que elas talvez estejam ainda menos bem desenvolvidas do que a síntese narrativa, a metaetnografia ou a análise comparativa de casos. Para uma síntese qualitativa-quantitativa, pode ser que seja necessário mais de uma abordagem (como fica demonstrado em diversas revisões de pesquisa qualitativa e quantitativa realizadas pelo Evidence for Policy and Practice Information and Co-ordinating Centre [EPPI-Centre], da Universidade de Londres, Instituto de Educação [23,24]).

Em geral, como nos métodos usados em pesquisa primária, os métodos para síntese deveriam ser explícitos e transparentes, mas os estágios-chave deveriam ser encarados como flexíveis, pragmáticos e repetidos em vez de estritamente seqüenciais. Inevitavelmente, as sínteses de corpos complexos de evidências, sejam evidências somente qualitativas ou uma combinação de qualitativas e quantitativas, requerem experiência e julgamento da parte dos pesquisadores.

Leitura adicional

Dixon-Woods M, Agarwal S, Jones D, Young B & Sutton A. Synthesising qualitative and quantitative evidence: a review of possible methods. *Journal of Health Services Research and Policy* 2005; **10**: 45-53.

Mays N, Pope C & Popey J. Systematically reviewing qualitative and quantitative evidence to inform management and policy making in the health field. *Journal of Health Services Research and Policy* 2005; **10**(Suppl 1): 6-20.

Referências

1. Chalmers I & Altman DG. *Systematic Reviews.* BMJ Books, London, 1995.
2. Harden A, Garcia J, Oliver S et al. Applying systematic review methods to studies of people's views: an example from public health research. *Journal of Epidemiology and Community Health* 2004; **58**: 794-800.
3. Garcia J, Bricker L, Henderson J et al. Women's views of pregnancy ultrasound: a systematic review. *Birth* 2002; **29**: 225-250.
4. Hammersley M. *What's Wrong with Ethnography?* Routledge, London, 1992.
5. Pound P, Britten N, Morgan M et al. Resisting medicines: a synthesis of qualitative studies of medicine taking. *Social Science and Medicine* 2005; **61**: 133-155.
6. Evans D. Database searches for qualitative research. *Journal of the Medical Library Association* 2002; **3**: 290-293.

7. Shaw RL, Booth A, Sutton AJ et al. Finding qualitative research: an evaluation of search strategies. *BMC Medical Research Methodology* 2004; **4:** 5.
8. Dixon Woods M, Fitzpatrick R & Roberts K. Including qualitative research in systematic reviews: problems and opportunities. *Journal of Evaluation in Clinical Practice* 2001; **7:** 125-133.
9. Campbell R, Pound P, Pope C et al. Evaluating meta-ethnography: a synthesis of qualitative research on lay experiences of diabetes and diabetes care. *Social Science and Medicine* 2003; **56:** 671-684.
10. www.ccsr.ac.uk/methods/projects/posters/popay.shtml
11. Greenhalgh T. Meta-narrative mapping: a new approach to the synthesis of complex evidence. In: Hurwitz B, Greenhalgh T & Skultans V, eds. *Narrative Research in Health and Illness.* BMJ Publications, London, 2004.
12. Miles MB & Huberman AM. *Qualitative Data Analysis: An Expanded Sourcebook.* SAGE, London, 1994.
13. Yin R. *Case Study Research, Design and Methods.* Applied Social Research Methods Series, vol. 5. SAGE, Thousand Oaks, 1984.
14. Noblit G & Hare R. *Meta-Ethnography: Synthesising Qualitative Studies.* SAGE, Newbury Park, CA, 1988.
15. Britten N, Campbell R, Pope C, Donovan J, Morgan M & Pill R. Using meta ethnography to synthesise qualitative research: a worked example. *Journal of Health Services Research and Policy* 2002; **7**(4): 209-215.
16. Mays N, Pope C & Popay J. Systematically reviewing qualitative and quantitative evidence to inform management and policy making in the health field. *Journal of Health Services Research and Policy* 2005; **10**(Suppl 1): 6-20.
17. Dowie J. The Bayesian approach to decision making. In: Killoran A, Swann C & Kelly M, eds. *Public Health Evidence: Changing the Health of the Public.* Oxford University Press, Oxford, 2006.
18. Harden A, Garcia J, Oliver S et al. Applying systematic review methods to studies of people's views: all example from public health research. *Journal of Epidemiology and Community Health* 2004; **58:** 794-800.
19. Young JT. Illness behaviour: a selective review and synthesis. *Sociology of Health and Illness* 2004; **26:** 1-31.
20. Dixon Woods M, Kirk D, Agarwal S et al. Vulnerable groups and access to health care: a critical interpretative synthesis. A report for the National Co-ordinating Centre for NHS Service Delivery and Organisation R&D (NCCSDO) www.sdo.lshtm.ac.uk/pdf/access_dixonwoods_finalcopyedite.pdf
21. Goodwin N, Mays N, McLeod H, Malbon G, Raftery J, on behalf of the Total Purchasing National Evaluation team (TP-NET). Evaluation of total purchasing pilots in England and Scotland and implications for primary care groups in England: personal interviews and analysis of routine data. *British Medical Journal* 1998; **317:** 256-259.
22. Roberts KA, Dixon-Woods M, Fitzpatrick R, Abrams KR & Jones DR. Factors affecting the uptake of childhood immunisation: a Bayesian synthesis of qualitative and quantitative evidence. *Lancet* 2002: **360:** 1596-1599.

23. Oliver S. Making research more useful: integrating different perspectives and different methods. In: Oliver S & Peersman G, eds. *Using Research for Effective Health Promotion.* Buckingham Open University Press, 2001: 167-179.
24. Lumley J, Oliver S & Waters E. *Smoking Cessation Programs Implemented During Pregnancy.* The Cochrane Library Issue 3. Oxford: Update Software, 1998.

Índice

abordagem da estrutura, 81, 85-88
abordagem qualitativa
  síntese qualitativa-quantitativa, 162-164
AC, *ver* Análise de conversação
acesso, a ambiente, 16, 28, 30, 34-35, 48-50, 68, 70, 88-89, 98, 102-103, 110-112, 119, 123, 163-164
amostragem teórica, 105-106
análise, *ver também* entradas individuais, 111-113, 151-154
  e dados, 79, 87, 102-104
  e relato, 40
análise com o auxílio do computador, 88-89
análise de casos desviantes, 103-105
análise de conteúdo, 80, 163-164
análise de conversação, 57-65
  aplicações, 59-64
  condução, 58-61
  de material gravado em áudio, 78
  decisão de prescrever antibióticos, 61-63
  em ambiente de atenção à saúde, 58-61, *ver também* entrada separada
  na conversa cotidiana, 64
  perspectiva do paciente/do cuidador, 61-62
  princípios, 58-59
  relevância, 57-59

análise intercalada, 79
análise qualitativa comparativa de casos, 160-161
análise qualitativa de dados, 77-94
  abordagem da estrutura, 81, 85-88
  abordagens analíticas, 89-91
  agrupamento de categorias, 83
  amostragem teórica na, 84
  análise temática, 81, 83-84
  codificação axial, 84-85
  comparação constante, 84-85
  e contagem, 80
  estágios, 87
  estrutura temática, 85-86
  grounded theory, 81
  manejo dos dados, 81
  pacotes de *software*, 86-90
  papel do pesquisador, 89-93
  passos iniciais, 81-83
  preparação dos dados, 77-79
  processadores de texto na, 83
  transcrição, 78
análise temática de dados, 81
anonimato, 67-69
anotações, *ver* Anotações de campo
anotações de campo, 50-52, 71-72, 77, 79, 83, 90-91, 111, 139
anti-realista, posição, 99-101
aspectos éticos, 67-75
  anonimato, 67-69

confidencialidade, 72-72, *ver também*
   entrada separada
   consentimento informado, 72-74
   pesquisa velada
   prática ética, 73-75

cartografia, 87
caso negativo, 79, 103-105, 111-112
categorias, 83
codificação, 50-51, 80, 84-85, 89-90, 103-104
codificação axial, 84-85
coleta de dados, 34-37, 48-52, 69-70, 73-74, 79-80, 84, 101-104, 107-108, 111-113, 117-119, 131-132
comparação, 84-85, 101-102, 110, 128-129, 131-132, 141, 160-162
comparação constante, 84-85
complementaridade, 122
conceitos de qualidade da "validade" e da "confiabilidade", 99
conduta justa, 104-105
confiabilidade interavaliador, 90-91
confidencialidade
   aspecto ético, 69-72
   problemas na, 71
cristalização, em métodos mistos, 122

democracia, na pesquisa-ação, 137-139

efeito Hawthorne, 49-50
entrevistas, *ver também* entradas individuais
   armadilhas, 29
   identificando os entrevistados, 29-30
   realização, 25-26
   registro, 29
   tipos, 23-24
entrevistas em profundidade, 24
entrevistas estruturadas, 23-24
entrevistas qualitativas, 23-30
   amostragem, 29-30
   armadilhas nas, 28-29

entrevistas em profundidade, 24
entrevistas estruturadas, 23-24
entrevistas semi-estruturadas, 24
   perguntas, 26-28
   pesquisador como instrumento de pesquisa, 27-29
   realização, 25-28
   registro, 29
   tipos, 23-25
   transcrição, 29
entrevistas semi-estruturadas, 24
"escuta clandestina estruturada", em grupos focais, 38-39
"espirais colaborativas", em pesquisa-ação, 137-138
"espirais secundárias", em pesquisa-ação, 137-138
"estimativa rápida" em pesquisa-ação, 140
estrutura temática, 85-86
estudos de caso, 127-134
   amostragem teórica, 130-131
   comparações, 131
   design, 129-133
   métodos múltiplos, vantagens, 131
   pesquisa com estudo de caso, 127-130
   seleção de sítio, 130-131
etnografia, 70
   e métodos observacionais, 46-47, 51-52

familiarização, 87

generalização, 48-49, 99-101, 104-106, 109, 119, 132, 138-139, 143-144
grounded theory, 81, 84-85, 161-162
"*grounded theory* modificada", 84-85
grupos focais, 33-41
   amostragem e composição do grupo, 36-39
   análise e relato, 40
   com pessoas incapacitadas, 37-38
   comunicação interpessoal, 34-36
   condução, 36-39
   coordenando os grupos, 38-40

descrição, 33-37
discordâncias no, 38-40
grupo de discussão, 34-35
grupo de trabalho, 34-35, ver também
  entrada separada
homogeneidade nos, 36-38
métodos, 35-36
participantes nos, 35-36
pesquisa velada
pesquisa-ação com, 35-36, ver também
  entrada separada
razões para, 33-39
sensibilidade cultural, 35-36

indexação, 87, ver também codificação
indução analítica, 90-91
inquéritos Delphi, 149-150

mapeamento metanarrativo, 159-160
mapeamento na abordagem da estrutura, 87
metaetnografia, 160-162
métodos mistos, 117-124
  combinando métodos, 118-121
  descrição, 117-119
  design e análise, 121-123
  na avaliação da atenção à saúde, 119-120
  na pesquisa secundária, 123-124
  no desenvolvimento de instrumentos de pesquisa, 121
  resultados, 123
métodos observacionais, 45-53
  acesso, 48-50
  anotações de campo, 50-51, 78
  conceito da "carreira de paciente", 46-47
  e etnografia, 51-52
  no trabalho quantitativo, 46-48
  qualidade em, 52-53
  registro de dados, 49-51, 78
  teorizando a partir de, 52
  usos, 46-48

métodos para desenvolvimento de consenso, 147-155
  abordagem, 152-155
  análise, 151-154
  aspectos práticos, 150-152
  inquéritos Delphi, 149-150
  razões para utilização, 147-148
  reuniões de grupo, 150-152
  seleção de participantes, 150-151
  técnicas de grupo nominal, 149
  tipos, 148-149

naturalismo/métodos naturalistas, 12, 14, 45-46, 65

observar o horizonte à frente, 147

pacotes CAQDAS (programas para análise computadorizada de dados qualitativos), 86-89
pacotes de *software*, para análise de dados qualitativos, 86-90
participação, em pesquisa-ação, 136-137
pesquisa interpretativa, 162-163
pesquisa qualitativa
  descrição, 13-15
  dificuldades, 70
  e naturalismo, 14
  mensuração em, 13-14
  métodos usados em, 14, 16-19
  natureza "emergente" da, 73-74
  síntese, ver Sintetizando a pesquisa qualitativa
  usos, 15-16
  versus métodos qualitativos, 12-13
pesquisa velada, 49-50
pesquisa-ação, 135-144
  contribuição, 138-139
  democracia na, 137-139
  descrição, 135-137
  na atenção à saúde, 140-144
  participação, 136-137
  tipos, 139

pesquisador como instrumento de pesquisa, 27-29
processadores de texto, 83
processo de reengenharia de negócios, 132

qualidade na pesquisa qualitativa, 97-108, 114
    casos negativos, 103-105
    coleta e análise de dados, 102-104
    conduta justa, 104-105
    diretrizes, 105-107
    estrutura para avaliação, 106-113
    posição anti-realista, 99-101
    qualidade, 98-99
    reflexividade, 103-104
    relevância, 104-106
    triangulação, 101-103
    validação do respondente, 102-103
    validade, 101-105
qualitativo e quantitativo métodos, combinados, *ver* Métodos mistos

realismo sutil, 100-102
reflexividade, 103-104
"série de demonstração de perspectiva", em análise de conversação, 61-62

síntese bayesiana, 162-165
síntese narrativa
    na pesquisa qualitativa, 159-161
    na síntese qualitativa-quantitativa, 162-163
sintetizando a pesquisa qualitativa, 157-165
    análise comparativa de casos, 160-161
    grounded theory, 161-162
    metaetnografia, 160-162
    métodos, 159-162
    objetivo, 159
    síntese bayesiana, 163-165
    síntese da linha de argumentação, 161-162
    síntese de evidências, 161-165
    síntese narrativa, 159-161
    tradução recíproca, 160-162

técnicas de grupo nominal (TGN), 149
tradução recíproca, 160-162
transcrição, 29, 39-40, 59-61, 68, 70, 77-79, 83, 85-87, 91-93, 111, 123
triangulação
    em métodos mistos, 122
    qualidade, 101-103